Trennkost bei Rheuma

Jacqueline Fessel Margrit Sulzberger

TRENNKOST BEI **RHEUMA**

Ein Ratgeber zur ganzheitlichen Behandlung
Mit vielen neuen Kochrezepten

Mit einem Beitrag zur Bedeutung
der Bewegungstherapie von Dr. med. Harry Trost

AT Verlag

Sämtliche Rezepte
sind für 4 Personen berechnet.

2. Auflage 1997

Konzept: J. Fessel und M. Sulzberger
Einführungstext: J. Fessel
Bewegungstherapie: Dr. med. Harry Trost
Übrige Texte: M. Sulzberger
Rezepte: J. Fessel und M. Sulzberger
Fotografie: Lotti Bebie, Zürich
Gestaltung und Satz: Adrian Pabst
Illustrationen: Rainer Pabst, Gebenstorf
Lithos: Aargauer Zeitung AG, Aarau
Druck und Bindearbeiten: Neue Stalling, Oldenburg

Printed in Germany

ISBN 3-85502-580-0

Inhaltsverzeichnis

Vorwort

Auf einer Studienreise nach Amerika im Jahre 1981 fiel mir «zufällig» das Buch «Let's get well» von Adelle Davis in die Hände. Es war damals eines der vielen Bestseller-Bücher dieser amerikanischen Biochemikerin, die in Millionenauflagen das Wissen um die Wirkung von Vitalstoffen (Vitaminen, Mineralstoffen, Spurenelementen und Enzymen) auf den menschlichen Stoffwechsel darlegten. Sie verbreitete erstmals das Wissen der Orthomolekularen Medizin in einer populären Weise. Ich dachte mir damals im stillen, dass ich dieses Wissen gerne erwerben würde, sah aber keine Möglichkeit dazu in der Schweiz, bis ich während meiner Ausbildung zur Gesundheitsberaterin wieder «zufällig» auf die Vitalstoffkurse bei Bé Mäder stiess. Inzwischen sind viele Jahre vergangen, ich bin Präsidentin der Schweizerischen Vereinigung registrierter Vitalstoffberater und führe meine eigene Praxis als Ernährungsspezialistin und Vitalstoffberaterin. Seit Jahren verbringe ich jede freie Minute mit der Weiterbildung auf dem Gebiet des Stoffwechsels durch das Studium von Fachliteratur, die es unter dem Oberbegriff «Biochemie» in grossen Mengen in Amerika und mittlerweile auch in Europa gibt.

Da die Ernährung die Basis jedes Stoffwechselgeschehens ist, ist es für mich unbestritten, dass bei jeder Krankheit – und Krankheit ist meistens ein gestörter Stoffwechsel – die Ernährung eine primäre Rolle spielt. Man kann nicht therapieren und dabei den Stoff, der unseren Körper aufbaut und am Leben erhält, einfach ignorieren. Doch leider tun das immer noch die meisten, ungeachtet der grossen Wahrheit, welche die Chinesen so schön formulierten: Die Ernährung ist die Mutter aller Krankheit und der Gesundheit.

In unserem Institut für Ernährung und Ganzheit, welches ich seit 1984 zusammen mit Jacqueline Fessel führe, hatte deshalb die Ernährung zuerst eine zentrale Rolle. Nachdem es uns gelungen ist, die Vollwerternährung gesamtschweizerisch durch unsere Kurse und viele Bücher bekannt zu machen, legen wir mittlerweile in unseren Kursen und Seminaren immer mehr Wert auf die Wissensvermittlung über gesundheitliche Themen, die es unseren Teilnehmern und Teilnehmerinnen ermöglicht, selbst Dirigent ihrer Heilungsprozesse zu werden. Dies aus der tiefen Überzeugung heraus, dass Wissen uns hilft, uns selbst näher kennenzulernen, und uns ermöglicht, selbst zu entscheiden, welche Therapien zur Gesundung nötig sind. Und selbstverständlich gehört dazu auch das Wissen über den Einfluss der Psyche auf Gesundheit und Krankheit, wie ihn Jacqueline Fessel im Kapitel «Rheuma aus ganzheitlicher Sicht» darlegt.

In diesem Sinn und Geist ist auch dieses Buch entstanden. Es informiert über die vielgesichtige Krankheit «Rheuma» und zeigt Mittel und Wege auf, wie Hilfe und Selbsthilfe möglich ist – auch hier selbstverständlich mit den Hauptkapiteln Psyche, Stoffwechsel und Ernährung! In verdankenswerter Weise hat uns Dr. med. H. Trost, als Brücke zur Schulmedizin, das Kapitel «Die Bedeutung der Bewegungstherapie bei rheumatischen Erkrankungen» zur Verfügung gestellt. Ein weiterer Schritt auf dem Weg der Selbsthilfe, um diese Krankheit mit eigener Beteiligung anzugehen.

Der Menüplan folgt den Prinzipien der Trennkost. Das mag zuerst etwas befremden. Aber die Praxis hat gezeigt, dass die Gesundheit des Darmes und ein gesundes Funktionieren der Verdauung Grundvoraussetzungen sind, die es bei den meisten Patienten zuerst wiederherzustellen gilt. Und da dabei die Trennkostprinzipien besonders wirksam sind – auch für die so wichtige Regulation des Säure-Basen-Haushalts –, haben wir uns entschlossen, unsere Rezepte auf dieser Basis aufzubauen. Sie werden sehen, wie lustvoll eine solche Ernährung sein kann – nichts von Diätgefühl und Verzichtfrust! Dafür Wohlgefühl und Leichtigkeit und weg mit den Schmerzen!

Unsere besten Wünsche begleiten Sie dabei.

Rheuma aus ganzheitlicher Sicht

von Jacqueline Fessel

Was ist normal, immer gesund zu sein oder auch mal krank? Wenn wir nur die eine Seite als Basis der Normalität nehmen, dann entsteht ein Konflikt, der innerlich spaltet in gesund = normal = gut und krank = abnormal = schlecht. Das Schlechte, das Böse, lehnen wir ab, verdrängen es und tun viel, um es zum Verschwinden zu bringen. Schon kleinste Hinweise bekämpfen wir mit grossem Geschütz, und etabliert hat sich daraus eine in der Symptombekämpfung hoch spezialisierte Methodik.

So wie wir nicht nur ausatmen können, es nicht nur Tag ist, nicht nur Flut gibt, nicht nur die Sonne scheint, nicht nur Frieden herrscht und nicht nur Gesundheit blüht, so müssen wir uns auch mit jener Seite auseinandersetzen, die uns auf den ersten Blick weniger Freude macht. Diese andere Seite könnte man als die dunkle Seite, die Schattenseite oder einfach den Gegenpol bezeichnen. Doch auch diese andere Seite gehört zur Ganzheit. Denken wir an die Gegensatzpaare Tag und Nacht, Ebbe und Flut, Krieg und Frieden, Hell und Dunkel, dann spüren wir, dass sich die beiden entgegengesetzten Seiten gegenseitig bedingen. Durch die Bewegung von der einen zur anderen Seite, durch den rhythmischen Wechsel entsteht eine Bewegung, die erst die Lebendigkeit ermöglicht, die allem Leben zugrundeliegt.

Wenn wir den Anspruch stellen, ganzheitlich zu denken, dann müssen wir immer beide Seiten der Medaille erforschen. Erst beide zusammen ergeben das Ganze. Konsequenterweise müssen wir dann zugeben, dass Gesundheit und Krankheit auch ein solches Gegensatzpaar sind, dass sie zusammengehören und einen Teil des ganzen Menschseins ausmachen.

Heile den Menschen und nicht seine Krankheit

Der erkrankte Mensch leidet. Es kann und wird ihn nicht befriedigen, dass seine Symptome und seine Beschwerden einen klinisch definierten Namen erhalten, dass er Werte und Statistiken erhält, die ein Bild über seine Krankheit geben. Was ihn wirklich interessiert und wonach er sich sehnt, ist, mit seinem Leiden wahr-genommen zu werden. Diese Forderung geht aber nicht nur an die Aussenwelt, an die Medizin, den Arzt, das Gesundheitssystem oder die Betreuer, sondern in erster Linie eben auch an den Betroffenen selbst: Er muss beginnen, sich selbst wahr-zunehmen. Er als Ganzer ist krank, nicht nur der befallene Körperteil. Er ist aus dem Gleichgewicht, aus der Harmonie herausgefallen.

Das System, in dem das Leben funktioniert hat, ist angeschlagen; es melden sich Symptome, die uns herausfordern, uns mit unserem Lebenssystem zu beschäftigen. Diese Herausforderung betrifft auch die Frage nach dem Sinn. Wir fragen uns: «Warum habe ich diese Krankheit? Warum ich und warum gerade jetzt in meinem Leben?» In der Regel reagieren wir mit Auflehnung, dann mit Verdrängung (Delegieren, Operieren, Medikamente, Ärzte- und Therapietourismus), und wenn die Schmerzen dann immer noch da sind, kommt die Betroffenheit – und erst dann beginnt die wirkliche Suche nach Heilung, Heilung im Sinne von Ganzwerden, Heilung im Sinne der Frage: «Was fehlt mir eigentlich?» Vielleicht am tiefsten Punkt der Verzweiflung beginnt ein Weg, den man die Umkehr oder den Weg zu sich selbst nennen kann. Auf diesem Weg helfen viele Methoden, Psychotherapie, Meditation, Bachblüten, NLP, vielleicht auch die Beschäftigung mit der eigenen Rückbindung (Religio). Die Ereignisse in unserem Leben be-deuten etwas und ergeben Sinn. Durch diese Deutung wird alles, was dem Kranken begegnet, bedeutungsvoll.

Natürlich sind dies aufwendige innere Prozesse, denen sich zunächst niemand freiwillig stellt. Im Gegenteil: Wir leben in einer Welt der Machbarkeit, und je mehr Krankenkassen-Prämien wir bezahlen müssen, desto mehr glauben wir auch einen Anspruch auf Gesundheit zu haben. Die medizinische Wissenschaft und Technik scheint heute verfügbarer denn je, und je teurer und komplizierter die Untersuchungen, desto wichtiger scheinen sie uns zu sein. Doch bewegen wir uns hier im Feld einer unpersönlichen Apparatemedizin, die sich vor allem mit unseren Symptomen beschäftigt und uns als Menschen kaum wahrnimmt. Wir gehen mit unserer Angst, mit unserem Leiden vom Arzt zum Labor, ins Röntgeninstitut, zur Klinik. Dazwischen warten wir auf Werte, Untersuchungen, die möglicherweise nicht weiterhelfen und immer wieder weitere Abklärungen notwendig machen. Es scheint uns wie selbstverständlich, dass es etwas geben muss, das uns schliesslich heilen kann. Tatsächlich sind ja auch die Fortschritte in Spezialgebieten der Wissenschaft und besonders der Chemie in diesem Jahrhundert derart beeindruckend, dass man geradezu einen Anspruch auf Gesundheit entwickeln könnte. Doch jede Spezialisierung verleitet schliesslich dazu, sich noch mehr ins Detail zu verlieren, so dass man am Ende vor lauter Spezialisierung den Blick für das Ganze verliert.

Auf der Suche nach unserer Gesundung, klammern wir uns an eine Macht im weissen Kittel und vergessen dabei oft, dass auch in diesem Gewand nur ein Mensch steckt. Trotzdem brauchen wir diese Macht, nicht um ihrer selbst willen, sondern weil wir in ihr Halt und Führung suchen und uns auf diesem Weg auch Heilung erhoffen. Doch alle Bemühungen bleiben unfruchtbar, wenn wir sie nicht in der Beziehung zu uns selbst erleben und unsere eigene Beteiligung am Prozess erfahren und verstehen. Dies ist die eigentliche Anforderung an den mündigen Patienten: mitzudenken, sich persönlich mit seinem Leiden auseinanderzusetzen, sich umfassend zu informieren, um bei der Therapiewahl, bei der Behandlungsart und bei den medizinischen Anwendungen Mitverantwortung zu tragen.

Gesundheit und Gesundwerden erfordert, sich selbst kennenzulernen, seine Bedürfnisse wahrzunehmen, seine Frustrationen, seinen Kummer und seine Ängste zu erforschen. Erst durch die Beschäftigung mit diesen Fragen dringen wir in die Tiefe unseres Wesens vor, dorthin also, wo es um unser Wesentliches geht. Die wirklich schwierige Aufgabe besteht darin, sich der Spannung des inneren Konflikts zu stellen und diese Spannung in jene Kraft umzuwandeln, die mehr Bewusstsein, mehr Verständnis, mehr Licht bringt. Daraus entsteht die Heilenergie. Erst wenn wir unsere gesundheitlichen Störungen in einem ganzheitlichen Zusammenhang erkennen, indem wir uns bewusst mit den tieferen Ursachen auseinandersetzen, öffnen sich uns Wege für einen Heilungsprozess. Dieser Weg aber verlangt einen mündigen Patienten, der bereit ist, die Verantwortung für sich selbst zu tragen.

Die Seele heilt den Körper

Wenn wir auch von der Existenz einer Seele ausgehen, tun wir uns trotzdem immer wieder schwer beim Gedanken, dass unsere Psyche massgebend an unserem Gesundheitszustand beteiligt ist. Diese alte Weisheit müssen wir uns mühsam wieder aneignen, sei es durch eine bewusstere Ernährung, sei es durch die Hahnemannsche Homöopathie, die Bachsche Seelenmedizin oder die chinesische Medizin, die den Menschen im Spannungsfeld zwischen den Polen Yin und Yang sieht. Allen diesen Methoden liegt die Aufforderung zugrunde: «Heile den Menschen und nicht seine Krankheit.»

In dieser Denkweise ist der Körper die Wirkungsebene unserer Gedanken und Gefühle. Durch Symptome und Beschwerden verrät uns der Körper, dass unsere Harmonie aus dem Gleichgewicht gefallen ist. Während die herkömmliche Medizin oft beim Symptom steckenbleibt, ist es für den ganzheitlich suchenden Menschen wichtig, dass er sein Symptom als Signal versteht, das ihm etwas mitteilen will. Dabei ist Ehrlichkeit oft nicht leicht zu ertragen. Symptome sind knallhart, und es ist uns nicht zu verdenken, wenn wir wegschauen, weghören und sogar diese Art der Betrachtung ablehnen.

Mit unserem Buch möchten wir jedoch Möglichkeiten anbieten, ein Problem auf verschiedenen Ebenen zu bearbeiten. Wir lassen die Schulmedizin genauso zu Worte kommen wie die Biochemie. Wir sprechen unsere Sinne genauso an wie unseren Verstand. Auf dem Wege eines Bewusstwerdungs- und damit eines Heilungsprozesses ist es jedoch unabdingbar, auch «die andere Seite der Medaille» zu betrachten. So gesehen, wird Krankheit zu einem Wendepunkt. Wir müssen in sie hineintauchen, das Gespräch mit unseren Beschwerden aufnehmen und die Sprache des Körpers mit Feingefühl nutzen lernen.

Im Folgenden bieten wir einige Fragen und Deutungsbeispiele, die aber keineswegs allgemeine Gültigkeit beanspruchen. Im Gegenteil, wir betonen immer wieder, dass der Mensch ein Individuum ist und die Befragung seiner Symptome im Zusammenhang mit seiner Lebensgeschichte zu geschehen hat. So sollen diese Beispiele nur als Hinweise dienen und dem Betroffenen helfen, seinen Blick in einen Bereich zu lenken, den er bisher vielleicht kaum wahrgenommen hat. Mit der Erkenntnis geht aber nicht immer eine Änderung oder gar eine Heilung vor sich; es geht zunächst darum, das Geschehen zu bejahen. Dies ist ein Ja zu uns selbst, das uns bis in die Tiefe zu durchdringen vermag und erst dadurch unsere Grundenergie verändert.

Die folgenden Fragen können weiterhelfen:

- Warum habe ich Rheuma?
- Warum leide ich gerade jetzt besonders daran?
- Wie sieht meine jetzige Lebenssituation aus?
- Was habe ich für Gefühle, Gedanken, Träume im Zusammenhang mit meinen Beschwerden?
- Welche Ereignisse prägten die letzten Jahre?
- Welche Veränderungen werden mir nun durch meine Beschwerden auferlegt? Was kann ich nicht mehr, was darf ich tun?
- Welche Menschen sind durch meine Krankheit mitbetroffen?
- Was wünsche ich mir für mich?

Und nun noch zur Sprache des Körpers:

- Meine Bewegungsfreiheit ist eingeschränkt: Gegensatz von Beweglichkeit und Starre
- Ich muss immer in Bewegung sein, denn bei Ruhe schmerzt es am meisten: Ich ertrage die Ruhe nicht.

- Ich ertrage meine Schmerzen mit Geduld: Hinnehmen des Leidens, der Verkrüppelung
- Ich opfere mich für andere auf, arbeite viel und unermüdlich in Haus und Garten: Jetzt muss ich mich um mich selbst kümmern.
- Ich habe Sport und Bewegung übertrieben: Der Schmerz zwingt mich nun zu Ruhe und Unbeweglichkeit.
- Ich bewege mich körperlich viel, doch in meinen Gedankenkonzepten bin ich stur: Der seelisch-geistigen Starre entspricht die körperliche Steifheit.
- Meine Übergewissenhaftigkeit und mein Perfektionismus haben einen zwanghaften Zug: Unflexibilität.
- Meine Selbstaufopferung hat einen masochistischen Zug: Selbstzerstörung.
- Ich hemme meine Aggression: Sie richtet sich gegen mich, z.B. in Muskelverspannungen (Autoaggression).
- Meine Hand krümmt sich – die geballte Faust: Wo möchte ich auf den Tisch schlagen?
- Verdrängte Aggression verursacht Schuldgefühle: deshalb opfere ich mich noch mehr auf.
- Abgelagerte Toxine in den Gelenken: abgelagerte Probleme, unverdaute Themen, viel Ungelöstes im Unterbewusstsein.

Die Herausforderung für den Rheumatiker wäre also: mehr Egoismus, mehr Aggression nach aussen, mehr Unangepasstheit, mehr Eigenständigkeit, mehr Ruhe, mehr Abwechslung, weniger starre Tagesabläufe.

Bachblüten heilen die Seele

In unserer Beratungspraxis verwenden wir oft die Bachblütenmittel. Die wunderbaren Erfahrungen, die wir dabei machen konnten, möchten wir besonders auch in diesem Zusammenhang nicht ausser acht lassen.

Dr. Eduard Bach, der Erfinder der Bachblütentherapie, fragte primär immer nach dem zugrundeliegenden vorherrschenden seelischen Zustand, in welchem sich der Patient, mit seiner Krankheit befindet. Je nach Persönlichkeit und innerer Verfassung reagiert nämlich jeder Mensch wieder anders, auch wenn er äusserlich von der gleichen Krankheit betroffen ist. Obwohl sich also Symptome gleichen können, empfindet jeder Mensch sein Leiden im Zusammenhang mit seinem eigenen seelischen Zustand wieder anders. Ignoriert man diese gefühlsmässigen Zustände, dann kommt es zu einer unpersönlichen Symptombehandlung. Durch die Hinwendung zum psychischen Ausdruck, zu den Worten der Seele, zu den Gefühlen, die im Zusammenhang mit dem Schmerz ausgedrückt werden, stösst man zum Sinn und zu einem besseren Verständnis seines Inneren vor. Durch den richtigen Einsatz der 38 zur Verfügung stehenden Bachblütenmittel kann man eine Normalisierung psychischer Störungen erreichen und damit helfen, innere Konflikte zu lösen. Dadurch können auch körperliche Beschwerden verschwinden, heilen oder zumindest ausgeglichen werden.

Einige Blüten empfehlen sich bei Rheumatikern besonders:
- Pine: Schuldgefühle
- Holly: Aggression, Reizbarkeit

- Rock Water: Sturheit und Strenge mit sich selbst, Unflexibilität
- Crab Apple: Allgemeine Blutreinigung
- Impatiens: Ungeduld, Nervosität (bei Beschwerdenbesserung bei Bewegung)
- Willow: Verbitterung, Ungeselligkeit, Unversöhnlichkeit
- Oak: Unnachgiebigkeit, mangelndes Gespür, wann etwas genug ist, Überarbeitung
- Vine: geistige Unbeweglichkeit

Was versteht man unter Rheuma

Die internationale Rheumaliga definiert die Erkrankungen des rheumatischen Formenkreises wie folgt:

«Rheuma ist ein Sammelbegriff für Erkrankungen des Bindegewebes (mesenchymales System) mit vielfältiger klinischer Symptomatik. Gemeinsame klinische Symptome sind z.B. Schmerz, Entzündungen und Schwellungen, eingeschränkte Bewegungsfreiheit, krankhafte Veränderungen im Skelett- und Halteapparat.»

Sie unterscheidet

- entzündlichen Rheumatismus der Wirbelsäule und der Gelenke (z.B. Morbus Bechterew, chronische Polyarthritis)
- degenerativen Rheumatismus der Gelenke mit entzündlichen Schüben (z.B. Arthrosen)
- extraartikulären Rheumatismus (d.h. ausserhalb der Gelenke), z.B. Weichteilrheumatismus mit degenerativen und entzündlichen Prozessen, deren Übergänge jedoch fliessend sind.
- Stoffwechselerkrankungen wie Gicht und Pseudogicht (Chondrocalcinose)

Das Wort Rheuma ist vom griechischen Wort «rheo», fliessen, das Wechselnde, das Wandernde, abgeleitet. Allen Erkrankungen des Bewegungsapparates ist nämlich gemeinsam, dass nicht nur die Beschwerden und die Schmerzzeiten wechseln, sondern auch die befallenen Körperteile.

Genau betrachtet gibt es «Rheuma» als fest umrissene Krankheit überhaupt nicht. Die Bezeichnung steht vielmehr als Oberbegriff für rund 400 verschiedene Krankheitsbilder. Deshalb spricht man korrekt von den Erkankungen des rheumatischen Formenkreises, die Gelenke, Knochen, Muskeln, Sehnen, Nerven und innere Organe befallen können. (In diesem Sinne wird der Begriff im Folgenden auch von uns verwendet.)

In der Schweiz leiden rund 600000 bis 800000 Personen unter Arthrose, und insgesamt sind über 1,2 Millionen «Rheumatiker», das sind etwa 20% der Bevölkerung, in ärztlicher Behandlung. Doch haben bereits 50 bis 80% der Schweizer Bevölkerung typische Anzeichen von Rheuma. Oder anders ausgedrückt: 30% aller Arztbesuche und 30% aller Spitaleintritte erfolgen aufgrund einer Störung im Bewegungsapparat.

In den USA leiden über 50 Millionen Menschen, das heisst ungefähr 25% der Bevölkerung, an Arthritis. Jährlich werden dort rund 10 Milliarden Dollar für die Schmerzlinderung ausgegeben! Osteoarthritis (eine vom Knochen auf ein Gelenk übergreifende Entzündung) befällt laut einer amerikanischen Studie 97% der Bevölkerung über 60 Jahre.

Der Bewegungsapparat

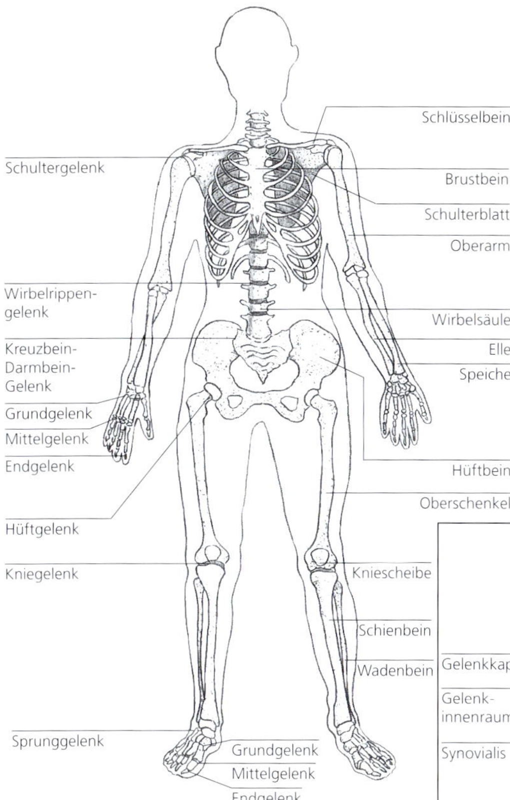

Hauptsächlich betroffen von Rheuma ist der Bewegungsapparat (Gelenke, Knochen, Muskeln, Sehnen), aber auch Nerven, Gefässe, Haut und innere Organe können betroffen sein.

Ein *Gelenk* besteht aus dem Gelenkkopf, der Gelenkpfanne und der Gelenkkapsel. Zusammen mit den Sehnen, Muskeln, Blutgefässen und Nerven bilden sie eine Funktionseinheit, die die Beweglichkeit des Körpers ermöglicht. Nehmen wir als Beispiel das Kniegelenk.

Der *Gelenkknorpel* ist ein elastischer, glatter Überzug über Gelenkkopf und Gelenkpfanne, der zum einen einen reibungsarmen Bewegungsablauf gewährleistet, zum anderen als Puffer dient.

Die *Gelenkkapsel* gewährleistet den Zusammenhalt von Gelenkkopf und -pfanne. Sie besteht aus zwei Schichten: Die äussere Schicht aus festem Bindegewebe dient der Stabilisierung, die innere Schicht, die Synovialis, dient der Beweglichkeit. Zusätzlich halten Sehnen und Muskeln die Gelenkkapsel zusammen.

Die *Synovialis* sondert die Synovia (Gelenkschmiere) ab. Diese sorgt für eine reibungsarme Beweglichkeit des Gelenks und versorgt den Knorpelbelag mit Nährstoffen.

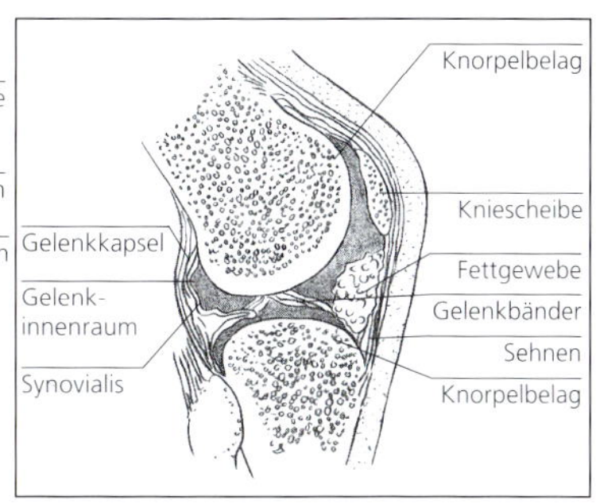

Die *Gelenkbänder* sind kräftige bindegewebsartige Stränge, die an der Gelenkkapsel oder zum Teil am Gelenkknorpel ansetzen und für die Stabilisierung des Gelenks sorgen.

Die *Muskulatur* ist über ihre bindegewebsartigen Enden, die Sehnen, an der Knochenhaut befestigt. Werden die Muskeln zusammengezogen, so entsteht eine Zugkraft, die über die Knochenhaut auf den Knochen übertragen wird und zu dessen Bewegung führt. Die Sehnen sind teilweise von einer Bindegewebshülle, der Sehnenscheide, umgeben.

Die *Schleimbeutel* sind schleimgefüllte Gewebebeutel, die an den Ansatzstellen der Sehnen für ein reibungsfreies Gleitvermögen sorgen.

Erkrankungen des rheumatischen Formenkreises

Wie bereits gesagt, gibt es Hunderte von verschiedenen sogenannten «rheumatischen Erkrankungen», die in verschiedene Klassifizierungen eingereiht werden. So unterscheidet man einerseits zwischen entzündlichen und nicht-entzündlichen Erkrankungen, die man wiederum je nach ihrem Verlauf z.B. als akute Arthritis, reaktive Arthritis oder chronische Arthritis bezeichnet. Oder man teilt sie nach vorangegangenen Erkrankungen ein, so kann eine Arthritis durch eine Bakterieninfektion hervorgerufen sein, etwa durch Chlamydien, Gonokokken, Borrelien oder Campylobacter. Eine vorangegangene Virusinfektion, z.B. eine Hepatitis B, kann in eine rheumatische Erkrankung übergehen, aber auch Röteln, Mumps oder eine Cocksackie-Viren-Infektion. Auch ein Parasitenbefall kann zu einem rheumatischen Geschehen führen. Ursachen können aber auch entzündliche Bindegewebeerkrankungen sein, wie beispielsweise beim Lupus erythematodes, oder Allergien, etwa auf Medikamente oder hervorgerufen durch Hormonstörungen, Neuropathien (Nervenerkrankungen) usw.

Wir haben uns zu einer für den Laien leichter verständlichen Einteilung nach den befallenen Gelenken, Organen usw. entschlossen.

Gelenkrheumatismus

Der Gelenkrheumatismus gehört zu den entzündlichen Krankheiten, die den Gelenkknorpel schädigen. Deshalb kann es auch bei einer völligen Ausheilung der Entzündung im Laufe der Zeit durch die normale Bewegung zu einer vorzeitigen Abnutzung des geschädigten Knorpels kommen, also zur Arthrose. Je früher die rheumatische Arthritis behandelt wird, desto länger wird es dauern, bis sich eine Arthrose bemerkbar macht.

Akute Polyarthritis

Wie das Wort «poly» (= viel) sagt, handelt es sich dabei um eine Entzündung mehrerer Gelenke, häufig verbunden mit Fieber, weshalb diese Krankheit auch den Namen «rheumatisches Fieber» trägt.

Krankheitsverlauf: Die akute Phase der Polyarthritis mit Schmerzen vor allem an Hand- und Kniegelenken kann bei unsachgemässer Behandlung in eine chronische übergehen, die möglicherweise von Herzentzündungen und Herzklappenfehlern begleitet wird. Durch rheumatische Veränderungen am Gehirn kann es zu Chorea Huntington (Veitstanz) kommen.

Primär chronischer Gelenkrheumatismus (PcP)

Der von Anfang an chronische Gelenkrheumatismus betrifft Frauen etwa dreimal häufiger als Männer. Meistens beginnt er im mittleren Lebensalter, aber auch Jugendliche können schon daran erkranken.

Krankheitsverlauf: Schwellung der Gelenke mit allmählicher Versteifung, vor allem an Händen und Füssen. Hauptsächlich sind Gelenkknorpel, Schleimbeutel und Sehnenscheiden betroffen. Im weiteren Verlauf werden Knorpel und Knochen und auch die Gelenkkapseln zerstört, schliesslich sind die Gelenke unförmig verändert, verkrümmt und gebrauchsunfähig. Die Erkrankung kann auf Herzmuskel, Aorta (Hauptschlagader), Lungen und Nieren übergreifen oder auf die übrigen Gelenke, auch die Wirbelsäule (Bechterewsche Krankheit).

Rheumatische Herzentzündung

Als Folgekrankheit kann eine rheumatische Herzentzündung entstehen. Diese kann

- den Herzbeutel (= Perikarditis),
- die Herzmuskelschicht (= Myokarditis),
- die innere Auskleidung des Herzens (= Endokarditis) oder
- alle Schichten des Herzens (= Pankarditis) betreffen.

Krankheitsverlauf: Herzschmerzen, Atemnot, beschleunigte Herztätigkeit, Herzrhythmusstörungen, Zeichen der Herzschwäche wie häufiges nächtliches Wasserlassen, Schwellungen der Fussknöchel, graublaue Verfärbung der Haut und der Lippen.

Polymyalgia rheumatica

Die Polymyalgia rheumatica gehört zu den schmerzhaftesten entzündlichen rheumatischen Erkrankungen. Sie befällt vor allem ältere Menschen, meist nach einer Virusinfektion oder anderen schweren, das Immunsystem schwächenden Krankheiten. Bei den meisten Patienten findet man zusätzlich eine sogenannte Riesenzell-Arteriitis (generalisierte Gefässentzündung). Die Schmerzen sprechen auf Antirheumatika nicht an und lassen sich anfänglich nur durch Cortison lindern oder unterdrücken.

Krankheitsverlauf: Bei den leichten Formen zeigt sich zuerst nur eine Schwäche oder allgemeine Kraftlosigkeit, Müdigkeit mit ausstrahlenden Schmerzen, vor allem im Schultergürtel. Andere Formen beginnen nach einer grippeartigen Erkankung mit leicht erhöhter Temperatur. Die Patienten bekommen plötzlich heftigste Schmerzen im Nacken, die über beide Schultern bis zu den Ellbogen ausstrahlen, oft gleichzeitig auch im Kreuz mit Ausstrahlung über die Hüften in die Oberschenkel bis zu den Kniegelenken. Der Schmerz wird als «rasend» oder «irrsinnig» bezeichnet. Typisch ist auch eine ausgesprochene Morgensteifigkeit bis hin zur Unbeweglichkeit. Die Schmerzen bessern sich gegen Abend.

Nicht entzündliche Gelenkabnutzung (Arthrose)

Dies ist die häufigste Gelenkveränderung, sie tritt besonders an den am stärksten belasteten Gelenken wie Hüfte, Knie, Fussgelenke und Fingern auf. Wenn die Wirbelsäule betroffen ist, spricht man von Spondylose.

Krankheitsverlauf: Anfangs leichte, später zunehmende Gelenkschmerzen – es fällt einem z.B. am Morgen oder nach längerem Sitzen schwer, wieder in Gang zu kommen. Im Laufe der Zeit verliert der Gelenkknorpel seine glatte Oberfläche und wird rauh und zerklüftet, bis er vollständig abgeschliffen ist. Allmählich wird die Knochensubstanz selbst abgebaut, und durch krankhafte Kalkeinlagerungen versteifen sich die Knochenpartien zunehmend.

Bechterewsche Krankheit (Morbus Bechterew)

Diese chronisch entzündliche Erkrankung, auch als Spondylarthritis ankylopoetica oder Spondylitis ankylosans bekannt, betrifft vor allem Männer (90%) und beginnt meist schon zwischen dem 15. und 30. Altersjahr.

Krankheitsverlauf: Schleichend, mit uncharakteristischen Rückenschmerzen, ähnlich wie beim Hexenschuss, die besonders nach längerer Ruhe, typisch früh morgens, aber auch nachts auftreten. Später ischiasähnliche Schmerzen, Brustenge, Fersenschmerzen, häufig auch Fersensporn, fortschreitende Bewegungseinschränkungen der Halswirbelsäule und Steifheitsgefühle, oft begleitet von Herz- oder Gelenkentzündung.

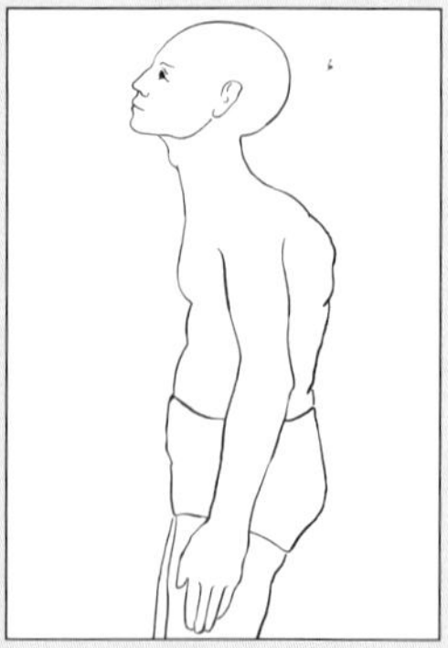

Typische Haltung bei der Bechterewschen Krankheit

Muskel- und Weichteilrheumatismus

Als Weichteilrheumatismus oder extraartikulären Rheumatismus bezeichnet man entzündlich-degenerative, schmerzhafte, meist schleichend oder auch plötzlich auftretende Veränderungen des Bindegewebes. Oft treten diese Veränderungen und Schmerzen in der näheren Umgebung der Gelenke auf. Die Ursachen sind vielfältig, z.B. Abkühlung durch Zugluft, Nervenreize bei Bandscheibenschäden, Überlastungen der Muskulatur, selten «echter» Rheumatismus.

Muskelrheumatismus

Muskelrheumatismus kann alle Muskeln betreffen.

Krankheitsverlauf: Er äussert sich in Schmerzen und eingeschränkter Beweglichkeit mit Spannungszunahme der Muskulatur. Die Beschwerden sitzen bevorzugt im Nacken, im Rücken und in der Lendengegend und werden oft durch Zugluft ausgelöst. Andere Ursachen sind Überanstrengung, Fehlhaltungen. Häufig: Hexenschuss, der die Kreuz- und Lendenmuskulatur betrifft.

Spezifisch: Fibromyalgisches Syndrom: chronische generalisierte Schmerzen im Bereich der Muskulatur, des Bindegewebes und der Knochen, gekennzeichnet durch typische extraartikuläre (ausserhalb des Gelenks liegende) Schmerzpunkte, z.B. im Nacken, Brustmuskelansatz, Ellbogen, Ansatz des Gesässmuskels.

Periarthritis

Entzündung des Sehnenansatzes.

Krankheitsverlauf: Die Entzündung des Ansatzes einer Sehne an der Knochenhaut wird meist durch Überanstrengung verursacht, z.B. Tennisellbogen. Bevorzugt sind Schulter-, Ellbogen- und Kniegelenk davon betroffen. Symptomatisch sind chronische Schmerzen bei jeder Gelenkbewegung.

Häufigste Form: Epikondylitis (Ellbogen-Aussenseite), besonders bei Hausfrauen, Wäscherinnen, Büglerinnen, Handwerkern.

Periostitis

Knochenhautentzündung.

Krankheitsverlauf: Diese Erkrankung entsteht vor allem durch Druck oder Schlag auf den Knochen, meist abakteriell. Stark schmerzend, da die Knochenhaut sehr nervenreich ist.

Schleimbeutel- und Sehnenscheidenentzündung

Häufige Überbeanspruchung, starke Prellungen oder wiederholter Druck von aussen können eine Entzündung des Schleimbeutels hervorrufen. Typisch, vor allem früher, das «Scheuerknie» der Hausfrau durch langes Knien beim Putzen. Auch in Ellbogennähe treten oft Schleimbeutelentzündungen auf.

Von Sehnenscheidenentzündungen betroffen sind oft Sportler oder Stenotypistinnen (Maschinenschreiben). Auch rheumatische Gelenkentzündungen, Verletzungen oder Ausbreitung von Infektionen in der Nähe von Sehnenscheiden rufen solche Entzündungen hervor. Am häufigsten betroffen sind Ellbogen, Knie, Fussohlen und Fussrücken.

Rheumatische Rippenfellentzündung

Man unterscheidet die trockene oder wässrige Form, beide können sowohl eitrig wie nicht eitrig sein. Das Rippenfell ist eine glänzende, glatte feuchte Haut, die den Brustraum auskleidet und auch die beiden Lungenflügel und das Zwerchfell überzieht. Bei der trockenen Rippenfellentzündung wird das Rippenfell durch Fibrinablagerungen (= Eiweiss) rauh, so dass die beiden «Blätter» aneinander reiben, was sehr schmerzhaft ist. Können Lungenentzündung oder Tuberkulose ausgeschaltet werden, sind diese Schmerzen meist rheumatischer Art. Auch die feuchte Rippenfellentzündung entsteht nicht selten durch Rheumatismus. Dringen Bakterien in die Flüssigkeit ein, entwickelt sich die eitrige Pleuritis.

Rheumatische Erscheinungen am Nervensystem

Wird das Nervensystem von rheumatischen Krankheiten betroffen, entstehen die oft hartnäckigen Entzündungen und Schmerzen eines oder mehrerer Nerven.

Ischias

Der grosse Hüft-(Ischias-)Nerv entspringt dem Rückenmark im Bereich der Lendenwirbelsäule und verläuft über die Beugeseite der Oberschenkel und die Unterschenkel hinab zur Ferse.

Krankheitsverlauf: Ischiasschmerzen bestehen vorwiegend im Oberschenkel, strahlen aber auch in den Unterschenkel bis zur Ferse aus.

Ursachen: Häufig Bandscheibenvorfall, dabei drückt die vorzeitig abgenutzte Bandscheibe auf die Nervenwurzeln des Ischiasnervs, und diese Reizung wird als Schmerz wahrgenommen. Andere Ursachen sind rheumatische Entzündungen, Tumoren oder Blutungen im Bereich des Nervs.

Nervenentzündungen

Entzündungen (Neuritis) und Schmerzen (Neuralgie) im Versorgungsgebiet eines oder mehrerer Nerven (Polyneuritis) entstehen aus verschiedenen Ursachen, z.B.:

- Infektionskrankheiten durch Viren (Gürtelrose)
- Reizung der Nervenwurzeln im Bereich der Halswirbelsäule (Brachialgie oder Zervikalsyndrom mit Schmerzen und Versteifungen im Nacken)
- Karpaltunnel-Syndrom (Schreibkrampf) ist eine Entzündung des Nervus medianus im Bereich der Handwurzel, hervorgerufen durch entzündete und angeschwollene Sehnen.

Gicht

Die Gicht (Arthritis urica) ist eine entzündliche Gelenkerkrankung. Es handelt sich dabei um eine Stoffwechselerkrankung. Das «Zipperlein», wie die Gicht auch volkstümlich genannt wurde, war früher eine Krankheit der oberen Schichten. Erst in der heutigen Zeit mit der reichhaltigen, sehr eiweissbetonten und nicht mehr naturgemässen Ernährung hat sich diese Krankheit auf alle sozialen Schichten ausgedehnt.

Ursache: Ablagerung von Harnsäurekristallen in der inneren Auskleidung der Gelenkhöhlen. Harnsäure entsteht in der Leber als Endprodukt des Eiweiss-Stoffwechsels, insbesondere des Purinabbaus. Die Purine wiederum sind Bestandteile von Nukleinsäuren, die vorwiegend in den Zellkernen vorkommen. Sie sind harnpflichtig, müssen also mit dem Urin aus dem Körper ausgeschieden werden. Beim Gichtkranken erfüllen die Nieren diese Aufgabe nur unvollständig, deshalb sammelt sich Harnsäure im Blut und in verschiedenen Geweben an, bevorzugt in den Gelenken, Sehnen und der Haut.

Krankheitsverlauf: schubweise mit sehr heftigen Gelenkschmerzen, häufig bei der grossen Zehe beginnend (Podagra) und nachts. Manchmal auch Schwellungen, Rötungen, evtl. Fieber. Die Gelenke werden zunehmend verkrümmt und verunstaltet, manchmal bis zur völligen Verkrüppelung und Gebrauchsunfähigkeit.

Wie kann man entzündliches Rheuma klinisch testen

Natürlich wird jeder Rheumatologe zuerst auf die spezifischen Untersuchungsmerkmale testen. Die klinischen Merkmale der rheumatoiden Arthritis (cP, chronische Polyarthritis) sind:

- Schwellungen
- Beugeschmerzen (Volar-Flexionsschmerzen) der Handgelenke
- Gänsillen-Zeichen: das Zusammenpressen der Fingergrundgelenke verursacht Schmerzen

Es gibt verschiedene *serodiagnostische Verfahren* zum Nachweis rheumatischer Erkrankungen, z.B. der Nachweis des Rheumafaktors im Waaler-Rose-Test oder Latex-Rheumafaktortest, bei denen im Blut Antikörper nachgewiesen werden, meist IgM, gelegentlich auch IgG oder IgA. (Es gibt allerdings auch oft sogenannte seronegative entzündliche Rheumaerkrankungen oder falsche positive Rheumafaktoren nach einer durchgemachten Infektion.)

Die *Blutsenkung* zeigt, ob ein entzündlicher Prozess im Körper stattfindet. (Empfindlicher reagiert C-reaktives Protein.)

Die *Differentierung des Blutbildes* (Zählung der Blutkörperchen) zeigt an, ob der prozentuale Anteil der weissen Blutkörperchen erhöht ist. Dies würde auf eine Infektion hindeuten.

Der *Eisenwert* ist bei normalem Eisenträger in der Regel gesenkt (Ferritin, Eisenbindungskapazität).

Die *Bestimmung des Harnsäuregehalts* sowohl im Blut wie auch im Urin gibt Aufschluss darüber, ob auf eine Hyperurikämie (Harnsäureerhöhung) oder Gicht geschlossen werden kann.

Ein *Gelenkpunktat* (Untersuchung der Gelenkflüssigkeit) gibt Aufschluss darüber, ob die im Gelenk angesammelte Flüssigkeit entzündlich, infektiös oder normal ist.

Die *Röntgenuntersuchung* zeigt, ob bereits krankhafte Veränderungen am Gelenk eingetreten sind.

Die *Arthroskopie* zeigt den Zustand des Knorpels, der Bänder und des Innengewebes der Gelenkkapsel.

Die *Biopsie* der Kapselgewebe (Haut oder Muskelgewebe) zeigt, ob eine entzündliche Erkrankung vorliegt.

Die *Elektromyographie* zeigt, ob eine Nervenschädigung die Ursache einer Muskelerkrankung ist.

Die Ursachen von Rheuma

Die Ursachen von Rheuma sind so vielfältig wie die Krankheit selbst. Definitionsgemäss liegen sie hauptsächlich in einer Erkrankung des Bindegewebes (siehe Seite 14) aus welchen Gründen auch immer.

Das Bindegewebe

Vereinfacht gesagt nennt man alles am Körper Bindegewebe, was zwischen der Haut, den Organen, den Blutgefässen, den Nervensträngen und den Knochen den Körper «ausfüllt». Das Bindegewebe ist ein Funktions- und Kommunikationssystem, über das alle Lebensprozesse ablaufen. Seine Aufgabe ist die Regulation von Basisfunktionen, die zur Erhaltung des Lebens von Zellen unabdingbar sind:

- Sauerstoff-, Wasser-, Elektrolyt-, Säure-Basen-, Wärmehaushalt, Eiweiss-, Fett- und Kohlehydratstoffwechsel usw.
- Es dient der Erhaltung des Gleichgewichts des Zelle-Milieu-Systems.
- Von ihm hängt die Energie- und Abwehrleistung des Organismus ab.
- Über das Bindegewebe laufen auch die nervlichen Reize.

Man unterscheidet verschiedene Bindegewebsarten:

- Aus dem *mesenchymalen Bindegewebe,* einer flüssigkeitsgefüllten schwammähnlichen Substanz, gehen alle Binde- und Stützgewebe und das Muskelgewebe hervor.
- Das *lockere Bindegewebe* ermöglicht ein Gleiten der Organe aneinander.
- Das *Fettgewebe* erfüllt eine wichtige Funktion als Speicherorgan.
- Sehnen, Bänder, Muskelhüllen und derbe Organkapseln bestehen aus straffem, fasrigem, auf Zug beanspruchbarem Bindegewebe.
- Beim *retikulären Bindegewebe* sind an der Zelloberfläche Gitterfasern angelagert, in denen sich vor allem Lymphozyten befinden, wie z.B. bei der Milz und den Lymphknoten.

Das Bindegewebe ist aber auch der Ort, wo der Körper seine «Stoffwechselschlacken» deponiert, so u.a. Säuren, Giftstoffe und Eiweissüberschüsse. Hier münden auch die Lymphkapillaren, welche das körpereigene Eiweiss (verursacht durch den Zellstoffwechsel, aber auch fremdes, z.B. bakterielles Eiweiss) abtransportieren müssen. Alle harnpflichtigen Stoffe sind also vor ihrer Ausscheidung durch die Niere «bindegewebspflichtig», das heisst, sie werden, bevor sie zur Niere wandern können, im Bindegewebe gespeichert. Denn das Blut kann wegen seiner Isostruktur diese Schlacken stets nur in geringer Konzentration aufnehmen und transportieren, nicht aber als Depot speichern.

Nach schulmedizinischer Sicht sind verschiedene äussere Faktoren die Ursache von Rheuma, z.B. erbliche Vorbelastung, Fehlbelastungen, Verletzungen, Überbelastungen, Infektionen durch Viren und Bakterien, Allergien und Autoimmunerkrankungen, die zu einer Krankheit des Bindegewebes führen.

Die Ganzheitsmedizin versteht Rheuma als eine Krankheit, die sich vor allem im Bindegewebe (auch Grundsystem genannt) abspielt. Sie behandelt deshalb in erster Linie die Ursachen, die zu einer Bindegewebsbelastung führen und erst in zweiter Linie die befallenen Muskeln, Sehnen, Gelenke usw.

Die Belastungen des Bindegewebes

Da Rheuma nach allgemeiner Übereinkunft eine Erkrankung des Bindegewebes ist, liegt es nahe, zu untersuchen, was das Bindegewebe am meisten belastet.

Ernährung – zuviel Eiweiss

Eine sogenannt «normale» Ernährung enthält meist viel zuviel Eiweiss und führt zu Eiweissspeicherung in Form von Kollagenfasern im Bindegewebe und im Blut. Damit das mit Eiweiss übersättigte und dadurch zähflüssig gewordene Blut wieder «flüssiger» wird, lagert der Körper das Eiweiss sowohl im Bindegewebe als auch in den Kapillaren ab. Die Kapillarwände verdicken sich, werden undurchlässiger, und damit wird die Durchblutung des Körpers behindert. Um das Fliessgleichgewicht aufrechtzuerhalten, erhöht der Körper auf hormonellem und nervösem Weg den Blutdruck.

Übersäuerung durch säureüberschüssige Nahrung (z.B. Fleisch, Fisch, Eier, Zucker, Weissmehl)

Im Bindegewebe sind besonders die kollagenen Fasern die spezifischen Säurefänger. Das Blut wird trotz des oft starken Zustroms von Säuren aus den Zellen nie (oder nur sehr selten) übersäuert, da es seine Säuren über die Nieren herausfiltern, über die Lungen «abatmen» und auch in das Bindegewebe abschieben kann.

Bei den meisten Menschen mit einer sogenannt «normalen» Ernährung, besonders aber beim Rheumapatienten, ist das Bindegewebe übersäuert, man spricht dann von einer chronischen Azidose.

Gestörte Darmflora und chronische Verstopfung

Häufige Antibiotikagaben und eine an Zucker und Weissmehl reiche Ernährung fördern ein übermässiges Wachstum von Hefepilzen, welche die normale Darmflora verdrängen. Gestört wird dadurch vor allem die Resorption von Vitalstoffen (Vitamine, Mineralstoffe und Spurenelemente), die vor allem von Leber und Bauchspeicheldrüse für ihre Stoffwechselfunktionen benötigt werden.

Mangelnde Leberfunktionen

Eine mangelhafte Funktion der Leber bedeutet eine mangelnde Entgiftung nicht nur des Blutes, sondern eben auch des Bindegewebes und eine generell ungenügende Verdauungsleistung.

Mangelnde Enzymproduktion der Bauchspeicheldrüse (Pankreas)

Forschungen haben gezeigt, dass Allergien hauptsächlich durch mangelhaft gespaltene (mangelhaft verdaute) Proteine (Eiweisse) hervorgerufen werden. Allergien sind ein Zeichen eines überlasteten Immunsystems, was bis zu Autoimmunerkrankungen (Polyarthritis!) führen kann.

Weitere Ursachen

Mangelnde Bewegung

Mangelnde Bewegung bedeutet einen gestörten Kreislauf: Der Körper wird unzureichend mit Sauerstoff versorgt, dadurch verlangsamt sich der gesamte Stoffwechsel. Ein gesunder Stoffwechsel aber ist die Voraussetzung für eine normal funktionierende Zellerneuerung und Zellreparatur.

Übergewicht

Bei Übergewicht sind Herz, Kreislauf und Stoffwechsel überlastet.

Chronische Überforderung, chronische Erschöpfung

Jeder Mensch hat von Geburt an Tag für Tag eine bestimmte Menge Energie zur Verfügung. Wenn er diese Energie bis zum Abend aufgebraucht hat, fühlt er sich wohl, ist auf eine gesunde Art müde und fühlt sich nicht überlastet. Wenn er seine Energie z.B. aufgrund einer sitzenden Lebensweise oder allgemein zu wenig körperlicher Betätigung oder Bewegung nicht aufbraucht, stauen sich die Energien – der Mensch ist überreizt und zappelig. Umgekehrt arbeiten viele Menschen, vor allem Frauen, oft mehr, als ihre Körperkräfte zulassen, und häufig sind auch die Erholungsphasen übers Wochenende zu kurz. Langfristig führt dies zu Erschöpfung und damit zur Belastung der Widerstandskraft (Immunsystem). Der Mensch wird anfälliger für Allergien und Entzündungen aller Art.

Stress = Daueranspannung

Bei sehr vielen Krankheiten stösst man auf der Suche nach der eigentlichen Ursache auf dauernden Stress psychischer oder physischer Art – meistens beides zusammen. Entgegen dem allgemeinen Sprachgebrauch ist Stress nicht einfach eine vorübergehende Arbeitsüberlastung oder eine punktuelle Häufung von Problemen, die einen nervös machen kann. Unter Stress versteht man eine langandauernde Anspannung sowohl des Körpers wie der Psyche, die nicht durch entsprechende Entspannung neutralisiert werden kann. Was fehlt, ist meistens genügend Schlaf, erholsame Wochenenden für die körperliche Entspannung und Lösungsversuche oder die Aussicht auf Lösung für psychische Probleme. Es sind Zwangssituationen, bei denen man keinen Ausweg sieht, die Stress verursachen.

Stress kommt aber nicht immer von aussen: Die meisten Menschen setzen sich selber unter Stress, weil sie zu viel in einen Tag hineinpressen wollen, weil sie ihren eigenen Terminkalender unvernünftig vollpacken.

Bei allen rheumatischen Erkrankungen spielt Stress bei der Entstehung oder bei der Verhinderung der Gesundung eine ganz zentrale Rolle. Um eine echte Gesundung zu erreichen, ist es unerlässlich, die eigene Lebensweise zu überdenken und die entsprechenden Konsequenzen zu ziehen.

Erdstrahlen

Erdstrahlen, vor allem am Arbeitsplatz oder im Schlafzimmer, können unser Energiefeld stören. Es wird ihnen auch eine gewebe-ansäuernde und krebsfördernde Wirkung zugesprochen. Die häufigsten Beschwerden sind: Einschlaf- und Durchschlafstörungen, Kopfschmerzen und Migräne, Gelenk- und Muskelbeschwerden des rheumatischen Formenkreises, nächtliche Herz- und Kreislaufbeschwerden, die bis in die erste Tageshälfte hinein andauern, allgemeine Müdigkeit und Reizbarkeit.

Rheumatische Konstitution

Auch bei rheumatischen Erkrankungen spielt natürlich die Erbanlage eine Rolle.

Störfelder

Chronische Entzündungen können als Störfelder wirken. Sie können selbst symptomarm verlaufen, streuen aber oft Bakterien oder deren giftige Stoffwechselprodukte in die Blutbahn. Dann entstehen an anderen Organen Zweitherde oder Störungen der Nervenschaltstellen, welche die Durchblutung steuern. Solche Herdinfektionen können rheumatische Erkrankungen, aber auch viele andere chronische Leiden hervorrufen, da sie das körpereigene Abwehrsystem stören. Beispiel: Vereiterte Zähne, Mandeln oder Nasennebenhöhlen.

Hormonelle Störungen

In Zeiten hormoneller Umstellungen, z.B. in der Schwangerschaft oder in den Wechseljahren, verschwinden oder beginnen oft rheumatische Beschwerden.

Psychische Störungen

Last but not least hat die Psyche einen wichtigen Anteil an jeder Krankheit. Es ist ja immer der ganze Mensch, der erkrankt, und das Symptom ist nur ein Ausdruck dafür. Beim Rheuma können Faktoren wie ein überhöhtes Selbstbild, zu grosser Perfektionismus, Unbeugsamkeit und damit verbundene chronische Überlastung mit dauernder Anspannung eine Rolle spielen (siehe auch Seite 9 ff.).

Schulmedizin

Schmerz- und entzündungshemmende Arzneimittel

Nichtsteroidale Entzündungshemmer (NSAID):

- Anthranilsäure-Derivate (z.B. Ponstan, Nifluril)
- Essigsäure-Derivate (z.B. Indocid, Tilur, Voltaren)
- Oxicame (z.B. Felden)
- Propionsäure-Derivate (z.B. Brufen, Froben, Proxen)
- Pyrazolon-Derivate (z.B. Butazolidin oder Kombinationen wie Dolo-Neurobion)
- Salicylsäure-Derivate (z.B. Aspirin, Duvium)

Diese Medikamente sind bei sehr starken Schmerzen oft notwendig, können aber zum Teil verschiedenste Nebenwirkungen haben. So können sie beispielweise Magen-Darm-Blutungen, Nierenschäden, Kopfschmerzen, Schwindel oder Leberstörungen hervorrufen. Sie können auch süchtig machen.

Steroidale Entzündungshemmer (z.B. Prednison, Prednisolon, Novacort).

Häufig werden rheumatische Beschwerden mit *Cortison* behandelt. Mit Cortison verschwinden die Schmerzen, Schwellungen klingen ab, und der Patient fühlt sich ganz allgemein viel wohler. Cortison wird vom Körper selbst in den Nebennieren produziert und nach einem strengen Rhythmus ins Blut abgegeben. Mehr als die Hälfte der Tagesproduktion schütten die Nebennieren schon in den Morgenstunden aus. Bis zum Mittag lässt die Produktion stark nach und erreicht erst gegen 18 Uhr den zweiten Gipfel. Cortison hat dann am wenigsten Nebenwirkungen, wenn die gesamte Cortisonmenge am Morgen gegeben wird. Die Nebenwirkungen sind vor allem akneähnliche Hautausschläge, Vollmondgesicht, Fettsucht, aber auch Störungen der Nierenfunktionen, der Sehkraft, Bluthochdruck, Osteoporose, Muskelschwäche, Stoffwechselstörungen (wie z.B. Diabetes), Neigung zu Magengeschwüren, Schädigung des Immunsystems, ja sogar seelische Veränderungen.

Andere als Antirheumatika gebrauchte Medikamente

z.B. Malariamittel, Goldpräparate, Antibiotika, Antiarthrotika (Condrosult, Structum), Enzyme

Physikalische Methoden

z.B. Ultraschall, Novodyn, Heilgymnastik

Bädermedizin (Balneologie, Balneotherapie)

z.B. warme oder kalte Umschläge, Thermalbäder

Gelenkprothesen und andere operative Behandlungsmethoden

Lassen sich Schmerzen, Schwellungen oder Fehlbelastungen von Gelenken auf andere Weise nicht mehr beseitigen, so stehen verschiedene chirurgische Eingriffsmöglichkeiten zur Verfügung. Bei einer behandlungsresistenten destruierenden Gelenkschwellung (Synovitis) kann man in geeigneten Fällen die krankhaft veränderte Innenhaut (Synovialis) eines Gelenks chirurgisch oder chemisch entfernen beziehungsweise veröden. Manchmal wird auch die Methode der Gelenkversteifung oder Gelenkverödung angewendet. Besonders häufig werden heute Gelenkprothesen eingesetzt.

Die Bedeutung der Bewegungstherapie bei rheumatischen Erkrankungen

von Dr. med. Harry Trost

Leben ist Bewegung. Die Beweglichkeit ist neben Kraft, Ausdauer und Koordination eine der motorischen Grundeigenschaften, welche für die körperliche Leistungsfähigkeit und das Wohlbefinden von grosser Bedeutung sind. Bei rheumatischen Erkrankungen sind die Bewegungen der Muskeln, Sehnen, Bänder, Knochen und Gelenke eingeschränkt durch starke Schmerzen und entzündliche Prozesse. Es entsteht ein Teufelskreis, denn durch noch weniger Bewegung wird die Muskulatur schwächer, die Durchblutung und die Koordination schlechter, und es entsteht eine regelrechte Bewegungsbehinderung. Dies führt, zusätzlich zu den Schmerzen, zu einer enormen Einschränkung des Wohlbefindens und der Widerstandskraft.

Aus dieser Sicht ist leicht nachzuvollziehen, dass die Erhaltung und Wiederherstellung der Bewegungsfunktionen für die Therapie eine zentrale Bedeutung haben. Wir unterscheiden in der Bewegungstherapie zwischen aktiver und passiver Behandlung. Besonders gute Erfahrungen habe ich mit dem gezielten Krafttraining gemacht, bei welchem der Aufbau der Muskelkraft fachlich überwacht wird. Solches Krafttraining wird in Fitness-Studios, in Trainingszentren verschiedener Kliniken oder in den Kursen der Rheumaliga durchgeführt.

Wichtig ist der Hinweis, dass man, solange der Muskel oder das Gelenk entzündet ist, nicht maximal in den Schmerz hineintrainieren darf. In diesem Fall ist es vorzuziehen, die Beweglichkeit zu beschränken und dann einen isometrischen Kräftigungsaufbau vorzunehmen. Als Rheumatologe habe ich in der täglichen Praxis die Beobachtung machen können, dass Patienten, die regelmässig ihre erlernten Heilgymnastikübungen, unterstützt von einem soliden Krafttraining, durchführten, eindeutig weniger Medikamente brauchen. Sie sind auch schneller schmerzfrei, beweglicher, wieder arbeitsfähig – und erhalten damit ein wesentliches Stück Lebensqualität zurück. Völlig anders ist die Situation bei Patienten, die im Verlauf ihrer Krankheit kein Training durchführen. Sie leiden nicht nur mehr an ihrer Unbeweglichkeit, sie sind zudem immer wieder von Zweit- und Drittpersonen abhängig und brauchen mehr medikamentöse und ärztliche Behandlung.

Die physikalische Therapie muss sorgfältig gehandhabt werden und gehört in die Hände von Fachkräften. Es würde den Rahmen dieses Buches sprengen, hier noch die notwendigen Übungen abzubilden, umso mehr als ich der Ansicht bin, dass eine fachliche Begleitung für Rheumapatienten notwendig ist, denn es gilt auch, unerwünschte Wirkungen (vermehrte Schmerzen, Zerrungen etc.) zu vermeiden. Eine differenzierte Behandlung wählt deshalb für den gegebenen Gesundheitszustand die genau passende Therapieform. Die Bereitschaft für eine aktive Mitarbeit der Betroffenen ist natürlich eine entscheidende Voraussetzung. Dies zu erreichen, ist eine wichtige Motivationsarbeit für Ärzte, Therapeuten und Betreuer.

Die Gestaltung eines Krafttrainings folgt heute sportphysiologischen Regeln. In der Praxis hat es sich auch gezeigt, dass es möglich ist, durch ein körperliches Training die Osteoporose (Kalkmangel) zu bremsen und das Risiko osteoporotischer Frakturen zu reduzieren. Auch ein Ausdauertraining, wie z. B.

Walking und Jogging, hat deshalb nicht nur positive Auswirkungen auf das Herz-Kreislauf-System, sondern auch auf die Knochendichte. Hier empfehle ich in der Regel 3mal wöchentlich 20–30 Minuten Jogging und 2mal wöchentlich ein 20–30minütiges Krafttraining.

Krafttraining gehört meiner Ansicht nach heute zur Hygiene des Bewegungsapparates jedes Menschen. Dies hört man immer mehr auch an medizinischen Kongressen und liest es in Fachzeitschriften. Dank Krafttraining fühlt man sich besser, ist schneller einsatzfähig nach Krankheiten und Unfällen und auch besser vor Unfällen geschützt in dem Sinne, dass die trainierten Muskeln eine höhere Dichte aufweisen. Das Kraftniveau beeinflusst also entscheidend unsere Mobilität und damit auch unsere Selbständigkeit, und dies sowohl im Alter wie auch als Rheumapatient. Doch noch viel besser ist es natürlich, hier durch regelmässiges Trainieren vorzubeugen. Wie schon erwähnt, schenkt uns die bessere Beweglichkeit nicht zuletzt auch mehr Lebensfreude. All dies haben die innovativen Krankenkassen und Versicherungen erkannt und unterstützen daher meist eine Mitgliedschaft in einem Fitness-Trainingscenter.

Mit Krafttraining in speziellen Trainingscentern habe ich in meiner Praxis bei meinen Patienten sehr gute Erfahrungen gemacht. (Näheres dazu: Praxis für Medizinische Kräftigungstherapie, Tel. 01/221 09 61, Fax 01/221 09 63.) Aber auch durch allgemeine Kräftigungsgymnastik, Dehngymnastik, Ballgymnastik, Schwimmen etc. erzielt man vorbeugend und kurativ die erwünschten positiven Effekte. Sie werden durchgeführt in Fitness-Studios, in Trainingscentern verschiedener Kliniken oder in den Kursen, die die Schweizerische Rheumaliga durchführt. Die Rheumaliga bietet auch Merkblätter für Vorbeugemassnahmen an. Was die Ernährung anbetrifft, vertreten wir besonders in Bezug auf Eiweiss und Übersäuerung des Organismus entschieden eine andere Meinung als die Rheumaliga. Die übrigen Ernährungsempfehlungen decken sich in etwa mit den unseren. Die Merkblätter informieren auch über die «Rückenschule der Schweizerischen Rheumaliga», die sogenannte «Backademy». Dies sind Kurse, die von diplomierten Physiotherapeuten an vielen Orten in der Schweiz durchgeführt werden. Nähere Auskunft über Tel. 01/482 56 00 oder Fax 01/482 64 39.

Für Deutschland wende man sich an die Deutsche Rheumaliga in Bonn, Tel. 0228/95 75 00, für Österreich an Prim. Dr. Attila Dünki, Wilhelminenspital der Stadt Wien, Tel. 0222/49 15 00.

Naturmedizin

Abklärung auf Pilzbelastung

Ein übermässiger Pilzbefall des Darmsystems ist häufig die Grundursache für die Entstehung von Krankheiten. Pilze entwickeln sich auf Kosten der Lebenskraft des Organismus; deshalb ist immer zuerst eine Abklärung der Pilzbelastung und allenfalls eine entsprechende Behandlung vorzunehmen.

Abklärung auf Herdbelastung

Mit dem Bioresonanzverfahren kann getestet werden, ob und wo chronische entzündliche Herde bestehen. Speziell geeignet zur Heilung dieser Herde sind Nosoden oder Resonanzhomöopathika nach Schimmel.

Entgiftung über Ausleitungsverfahren

In der modernen Medizin hält man chronische Erkrankungen für «Minus-Krankheiten» – dem Patienten fehlt etwas, das ihm zugeführt werden muss. Ganz im Gegensatz dazu steht die Auffassung der alten Medizin, die von «Plus-Krankheiten» ausging, bei denen also Ablagerungen, Schlackenstoffe und andere Stoffwechselprodukte auszuleiten sind. Es gibt dazu viele verschiedene Methoden:

- Gründliche *Darmreinigung,* z.B. tägliche Einläufe, Colon-Hydro-Therapie oder ganz besonders empfehlenswert die Mayr-Kur, deren Ziel es ist, durch Fasten sowie darmreinigende und stimulierende Massnahmen den Gesundheitszustand des Darms wiederherzustellen. (F.X.-Mayr-Kliniken sind z.B. das Kurhotel Rickatschwende in Dornbirn, der Lanserhof bei Innsbruck; ambulante Kuren im Naturheilkundezentrum Dr. Vogel,Teufen.)
- *Aderlass:* Hypokrates bezeichnete den Aderlass als das probateste Heilmittel gegen Entzündungen, und auch heute noch liest man über die Heilwirkung des Aderlasses bei Gelenkrheumatismus.
- Blutentziehung durch *Blutegel:* Bei Gelenkrheuma werden Blutegel mit bestem Erfolg an den schmerzenden, angeschwollenen Gelenken zur Entstauung, Schmerzlinderung und zur Ausleitung angesetzt.
- Blutentziehung durch *Schröpfen:* Das unblutige Schröpfen ist ein zirkulationsförderndes Mittel; es entstehen dabei intensive dunkel blaurote Hämatome oder sogar Blasen auf der Haut.
- Hautausleitung durch *Cantharidenpflaster:* wirkt krampflösend und schmerzstillend. Das Pflaster wird auf die zu behandelnden Körperstellen aufgelegt. Darunter bildet sich meistens nach 12 Stunden eine künstliche «Brandblase», die mit Lymphflüssigkeit prall gefüllt ist. Diese Blase wird dann aufgestochen und entleert.
- Hautausleitung durch *Baunscheidtieren:* Dabei handelt es sich um eine grossflächige Stichelung der Haut mit anschliessender Einreibung eines hautreizenden Öls. Auch hier wird eine erhöhte Durchblutung der behandelten Stelle und Ausleitung von Gewebeflüssigkeit erreicht.
- Ausleitung durch *Schwitzen:* Eine unzulängliche Hautatmung und Entgiftung über die Haut zählt in der Naturmedizin zu den Grundursachen von rheumatischen Erkrankungen. Beim Rheumatiker können alle schweisstreibenden Methoden und Möglichkeiten eingesetzt werden: Rotlichtkasten, heisse Bäder, Sauna oder schweisstreibende Tees.
- Ausleitung über die *Rachenmandeln (Tonsillen):* Beim sogenannten Rödern werden mit einem Ballon mit Saugkopf die Mandeln abgesaugt.
- Ausleitung über die *Mundschleimhaut:* Durch das sogenannte Ölziehen werden die Giftstoffe aus dem Mund ausgeleitet. Man schlürft dazu während 10 Minuten einen Teelöffel voll reines Sonnenblumenöl im Mund hin und her, ohne es zu schlucken. Dann wird das Öl ausgespuckt und Mundhöhle und Zähne anschliessend gereinigt.
- Ausleitung über die *Nieren:* Mit generell viel Flüssigkeit und Nierentees wird für eine gute Durchspülung gesorgt. Besonders geeignet sind die sogenannten «leeren» Wasser, wie z.B. Volvic oder Wasser aus Rückkehr-Osmose-Geräten.
- *Lymphdrainage:* Mit der Lymphdrainage, einer Sonderform der Massage, wird der Lymphfluss erheblich gesteigert. Stauungen in den Lymphge-

fässen entleeren sich, und die Muskulatur der Lymphbahnen wird angeregt. Sie führt zu einer gründlichen Entschlackung der Gewebe, die sich durch vermehrte Harnausscheidung bemerkbar macht.

Säure-Basen-Haushalt

Beim Stoffwechsel entstehen laufend Säuren, die mit basischen Elementen (Mineralstoffen) neutralisiert werden müssen, damit der Körper sie ausscheiden kann. Je mehr Säuren im Stoffwechsel gebildet werden, z.B. durch eine säureüberschüssige Ernährung, mangelnde Vitalstoffe usw., desto mehr Basen benötigt der Körper. Wenn sich Säuren im Gewebe (im Bindegewebe) ansammeln, wird das Gewebe gereizt, es können Entzündungen entstehen und die Darmschleimhaut kann verletzt werden, was eine grosse Belastung des Immunsystems zur Folge hat. Als eine der ersten Massnahmen bei Rheumatherapien gilt es deshalb zuerst den Säure-Basen-Haushalt wieder in Ordnung zu bringen. Dazu gibt es zwei Wege:

- über eine *basenüberschüssige Ernährung* (siehe Seite 36 ff.)
- über *Basenpulver* (z.B. Alkala N, Erbasit, Nimbasit, Rebasit, Basa Vita, Arkokapseln Basidol, SULFredox, Neukönigsförder Mineralstofftabletten, Lactovis (Sanum) usw.): abends 1 TL Basenpulver (oder Tabletten nach Packungsanleitung) nehmen; morgens den ersten Morgenurin mit pH-Messtäbchen messen (der pH-Wert zeigt den Säuregrad an: 7 ist neutral, ein Wert darunter ist sauer, darüber basisch). Der pH-Wert sollte zwischen 6,8 und 7,5 liegen, was bedeutet, dass der Körper genügend mit Basen gesättigt ist. Liegt er darunter, dann abends mehr Basenpulver einnehmen, eventuell zusätzlich 1 TL Natron oder 1–2 Natriumbikarbonat-Tabletten. Manchmal ist es auch nötig, vorübergehend zusätzlich morgens 1 TL Basenpulver einzunehmen, bis ein pH-Wert um 7,0 dauernd erreicht wird.

Ernährung

Siehe dazu die Ausführungen zur Ernährungstherapie im Speziellen, Seite 35 ff. Nicht vergessen: Die Ernährung ist, wie die Chinesen sagen, die Mutter aller Krankheiten und auch der Gesundheit. Ohne eine Ernährungsumstellung geht es nicht!

Viele Rheumatiker haben den grossen Nutzen einer Umstellung auf eine vollwertige, eventuell sogar vegetarische – und damit eiweissärmere – Ernährung erfahren. Da diese Ernährung dem Körper mehr Vitalstoffe liefert als die sogenannt «normale» Ernährung und zugleich dank des höheren Gemüsekonsums der Säure-Basen-Haushalt positiv beeinflusst wird, können sich Entzündungen zurückbilden. Generell wird diese Ernährungsform als stark schmerzlindernd erfahren. Zusammen mit dem Rheuma-Vitamin-Programm (siehe Seite 31) angewendet, haben wir in der Praxis schon viele Rheumatiker allgemein und Menschen mit Polyarthritis im Speziellen erlebt, die dadurch völlig schmerz- und beschwerdefrei wurden.

Ausschaltung allergisierender Lebensmittel

Immer mehr Menschen leiden unter Lebensmittelallergien, die ihr Immunsystem stark belasten. Es ist deshalb unbedingt nötig herauszufinden, ob eine Lebensmittelallergie besteht. Verfahren: Bioresonanz, Kinesiologie.

Stoffwechselstützende Massnahmen

Die Leber ist unser biochemisches Zentrum und damit ein Hauptorgan für den Stoffwechsel. Sehr oft ist sie durch lange Fehlernährung oder Überbelastung mit Entgiftungsaufgaben oder Alkoholkonsum nicht mehr voll funktionsfähig. Pflanzliche Leberpräparate, z.B. Hepatodoron (Weleda), Mariendistel oder Liv 52, können hier gut helfen.

Die Enzyme, die sämtliche Stoffwechselfunktionen in unserem Körper vornehmen, brauchen, um ihre Funktion erfüllen zu können, Vitamine und Mineralstoffe als sogenannte Cofaktoren. Normalerweise nimmt man diese über eine gesunde Ernährung zu sich. Die Tatsache, dass jemand an Rheuma erkrankt, zeigt aber, dass u.a. auch seine Stoffwechselfunktionen gestört sind. Es ist deshalb unerlässlich, dem Körper die für seine chemischen Reaktionen nötige Menge an Vitaminen und Mineralstoffen zur Verfügung zu stellen. Diese regeln nicht nur den Stoffwechsel, sondern haben auch ausgesprochen entzündungshemmende und antioxidative Wirkung. Die meisten Rheumatiker können mit der Einnahme dieser Vitalstoffe ihre chronischen Schmerzen und Entzündungen lindern oder sogar zum Verschwinden bringen. Diese Tabletten sollten über eine sehr lange Zeit, manchmal über mehrere Jahre eingenommen werden. Da sie direkt in den Stoffwechsel eingreifen, sind sie die wirksamste Therapieform überhaupt, die bei Stoffwechselerkrankungen, und dazu gehören auch die verschiedenen rheumatischen Erkrankungen, zur Verfügung steht. Da es natürliche Substanzen sind, haben sie auch keinerlei Nebenwirkungen (ausser aufs Portemonnaie: sie sind ziemlich teuer – die Kosten betragen pro Monat rund Fr. 100.– – und werden leider von den Krankenkassen nicht übernommen).

Das Rheuma-Vitamin-Programm

- Multivitamin- und Mineralstoffpräparat zur Basisversorgung des Stoffwechsels mit allen notwendigen Vitalstoffen: 1mal 1 Tablette pro Tag (z.B. Alen, Allsan Multi, Burgerstein Multi, Supradyn)
- Vitamin E: 4mal 400 I.E. pro Tag. Vitamin E ist entzündungshemmend und wirkt vor allem allgemein beim Aufbau und der Erneuerung der Zellen (z.B. Vitamin E Burgerstein 400 I.E., Pherotoc, Bi-Organic E 400 I.E.).
- Antioxidantien als Oxidationsschutz: 3mal 1 Tablette pro Tag (z.B. Betaselen; es enthält b-Caroten, E, C, Zink, Selen).
- Omega-3-Fettsäuren (Fischölkapseln): 3mal 1 Kapsel pro Tag. Fischöl wirkt entzündungshemmend (z.B. Epa Caps von Burgerstein).
- Glucosaminsulfat oder Glucosaminglykane gehören zu jenen Stoffen, aus denen die Grundsubstanz des Bindegewebes besteht. Es wirkt entzündungshemmend und hilft beim Aufbau des Bindegewebes: morgens und abends 1–3 Pastillen (z.B. Pernaton = Grünlipp-Muschelextrakt).

Enzymtherapie

Die Enzyme tragen unter anderem dazu bei, dass Immunkomplexe enttarnt werden. Damit reinigen sie zugleich die Gewebsflüssigkeit und Zellwände. Das irritierte Abwehrsystem wird dadurch in die Lage versetzt, wieder klar zu erkennen, was körpereigen ist und nicht angegriffen werden darf, und was «Abfall» ist und beseitigt werden muss. Da es bei vielen rheumatischen Prozessen genau um dieses Problem geht, finden Enzyme immer stärker Eingang in die alternative Behandlungsweise rheumatischer Erkrankungen.

Ein spezifisches Rheuma-Enzym-Präparat ist Mulsal N der Firma Mucos Pharma. Man nimmt davon während 10 Tagen täglich 3mal 5 Tabletten und reduziert dann auf 3mal 2 Tabletten.

Homöopathie

Die klassische Homöopathie ist eine ganzheitliche Heilmethode. Man betrachtet den Menschen in seiner Ganzheit, mit seiner Psyche und seinen Lebensumständen, und behandelt nicht nur die Beschwerden, losgelöst vom ganzen Menschen. Wie bei allen Erkrankungen kann auch bei den rheumatischen Erkrankungen die Homöopathie helfen.

Die klassische Homöopathie sucht das passende Typenmittel für jeden Patienten, währenddem die Komplexhomöopathie mit verschiedenen Wirkstoffen in einem Präparat arbeitet. Bewährt hat sich hier Arthrixyl Forte der Firma Syxyl.

Phytotherapie

Die Pflanzenheilkunde hat auch für rheumatische Erkrankungen einige Mittel bereit, die andere Therapien unterstützen können:

- *Löwenzahn* ist ein funktionssteigerndes Mittel für Leber und Nieren. 1–2 EL Blätter auf 1 Tasse Wasser, kurz abkochen, morgens und abends 1 Tasse davon einnehmen. Im Frühjahr empfehlen sich Löwenzahnblätter auch als Salat.
- *Brennessel* bringt verstärkt Harnsäure zur Ausscheidung, sowohl aus dem Gewebe ins Blut als auch von dort über die Nieren in den Urin. 1 TL Blätter mit 1 Tasse Wasser 5 Minuten kochen, täglich 3 Tassen davon einnehmen. Oder als Kur 4–6 Wochen 3mal täglich 1 EL Brennesselsaft.
- *Birkenblätter* enthalten Saponine, Flavonoide und ätherisches Öl mit einem hohen Anteil an Salicylsäuremethylester. 1–2 EL mit 1 Tasse heissem Wasser überbrühen, nicht kochen, dann trinken.
- *Teufelskralle (Rapunzel, Phyteuma)* hat antihreumatische und antiphlogistische Wirkung.

Organ- und Thymustherapie

Die Organ- oder Zellgewebstherapie wurde im 19. Jahrhundert von den Wissenschaftlern Filatow und Woronoff begründet. Bei uns wurde sie vor allem als Frischzellentherapie von Prof. Niehans berühmt. Die heute übliche Organtherapie verwendet frische oder schonend haltbar gemachte Extrakte aus tierischen Geweben und Organen, z.B. Leberextrakt, Milzextrakt oder Nebennierenextrakt.

Auch die Thymustherapie gehört zu diesen Organtherapien. Bei ihr wird das Bries, die Thymusdrüse, von 5 Monate alten biologisch aufgezogenen Kälbern entnommen, aufbereitet und injiziert.

Neural- und Segmenttherapie

Im Vordergrund der neuraltherapeutischen Rheumabehandlung steht die Suche nach Störfeldern, also chronischen umschriebenen Infektionsherden, Narben und ähnlichem. Injiziert man in das richtige, mit der Krankheit in Zusammenhang stehende Störfeld nervenwirksame Medikamente wie Koffein, Mistelextrakt oder Procain, können die Schmerzen sofort verschwinden (Sekundenphänomen). Meistens müssen aber die Injektionen mehrmals wiederholt werden.

Die Segmenttherapie geht davon aus, dass man erkrankte innere Organe von aussen über die entsprechenden Hautsegmente behandeln und durch Nervenwurzelreizungen verursachte Organstörungen von der Wirbelsäule her günstig beeinflussen kann. Bei der Behandlung von Erkrankungen des rheumatischein Formenkreises spielt die Kenntnis der Segmenttherapie vor allem für den Weichteilrheumatismus eine grosse Rolle, z.B. bei Periarthritis im Schultergelenk, Tennisellbogen, Ischias und anderen Nervenschmerzen, an denen häufig die Wirbelsäule mit beteiligt ist.

Chinesische Heilverfahren

Dazu zählt beispielsweise die Akupunktur, die gegen Schmerzen eingesetzt werden kann, oder auch ganz spezifisch die chinesische Ernährung nach den Fünf Elementen.

Massage

Generell gilt, dass entzündete und schmerzende Gelenke nicht massiert werden sollten. Erlaubt sind allenfalls leichte entspannende Streichmassagen. Die Bindegewebsmassage, bei der mit den Fingerspitzen die Hautreflexzonen am Rücken beeinflusst werden, löst Verspannungen und andere Störungen, die von der Wirbelsäule ausgehen. Besonders wohltuend sind Massagen oder Lösungen von Muskelblockaden nach dem Feldenkrais-Verfahren.

Wasseranwendungen

- nach Kneipp
- nach Priessnitzsch

Beides sind Kaltwasseranwendungen oder Wechselbäder zur Erhöhung der Blutzirkulation. Sie wirken ebenso wie Solebäder und -wickel, Heublumenauflagen, Fangopackungen usw. muskelentspannend, zirkulationsfördernd und schmerzlindernd.

Prophylaxe

Da Rheuma eine Erkrankung des Bindegewebes ist, besteht die Prophylaxe in erster Linie darin, das, was zu einer Erkrankung des Bindegewebes führt, zu vermeiden. Dies geschieht in erster Linie durch die Beachtung all jener Regeln, die zu einem gesunden Stoffwechsel führen – denn der Mensch ist so gesund wie sein Stoffwechsel:

- Eine gesunde Vollwerternährung unter Vermeidung von zuviel eiweisshaltigen Lebensmitteln und mit starker Betonung auf Gemüse, um eine Übersäuerung zu vermeiden. Darauf achten, dass mit der Ernährung genügend Vitalstoffe zugeführt werden. Bei regelmässiger Verpflegung auswärts in Kantinen oder Restaurants ist dies mit Garantie nicht der Fall. Dann ist es sinnvoll, täglich eine Multi-Vitamin- und Mineralstofftablette einzunehmen.
- Auf eine gesunde Darmflora achten! Falls aus zwingenden Gründen Antibiotika eingenommen werden müssen, unbedingt begleitend ein Medi-

kament auf Basis von Milchsäurebakterien einnehmen oder täglich einen Becher Joghurt essen.

- Für genügend Bewegung zur Aktivierung des Stoffwechsels sorgen – möglichst viel zu Fuss gehen, leichten Sport treiben oder pro Woche 1–2mal ein Fitness-Studio besuchen.
- Und – last but not least – die wahren eigenen Gefühle erkennen und respektieren, die Ansprüche an sich und seinen Körper senken, offener werden, weicher werden, Sturheit vermeiden, mehr zur Entspannung tun!

Die Ernährungstherapie im Speziellen

Obwohl die Schulmedizin einen Zusammenhang zwischen Rheuma und Ernährung immer noch ablehnt, haben schon Hunderttausende von Rheumatikern die Wohltat einer Ernährungsumstellung erfahren. Bei vielen Rheumatikern genügt allein die Umstellung auf eine vegetarische Vollwerternährung, um sie von ihren Schmerzen völlig zu befreien.

Das bedeutet, dass der Rheumatiker hauptsächlich durch eine falsche Ernährung seine Krankheit verursacht hat und sie auch in erster Linie durch die richtige Ernährung wieder heilen kann. So meint Dr. med. M.O. Bruker in seinem Buch «Rheuma – Ursache und Heilbehandlung»: «Alle rheumatischen Erkrankungen gehören in die Gruppe der ernährungsbedingten Zivilisationskrankheiten und haben mit ihnen eine gemeinsame Ursache: die Denaturierung der zivilisatorischen Nahrung.»

Bei allen auf Seite 28 ff. aufgeführten Behandlungsmethoden geht es um die Regulation oder Aktivierung des Stoffwechsels, das heisst der chemischen Abläufe, die Tag und Nacht in unserem Körper stattfinden und die das Leben überhaupt ausmachen und ermöglichen. Die Basis des Stoffwechsels ist die Ernährung; er beruht vor allem auf der Umwandlung der Nahrung in körpereigenes Material (Zellen, Knochen usw.) und Energie, die für alle Lebensprozesse notwendig ist. Es ist deshalb von entscheidender Bedeutung, was wir unserem Körper für diese Stoffwechselprozesse zur Verfügung stellen: die richtigen Produkte in der richtigen Menge und der richtigen Darreichungsform.

Rheuma ist, wie eingangs festgehalten, vor allem eine Krankheit des Bindegewebes. Im Bindegewebe laufen alle Basisfunktionen, die zur Erhaltung des Lebens der Zellen unabdingbar sind, ab: Im Bindegewebe findet die Regulation des Sauerstoff-, Wasser-, Elektrolyt-, Säure-Basen- und Wärmehaushalts ebenso wie die des Eiweiss-, Fett- und Kohlehydratstoffwechsels statt. Das Bindegewebe ist aber auch der Ort, wo der Körper seine «Stoffwechselschlacken», Säuren, Giftstoffe und Eiweissüberschüsse ablagert. Um das Bindegewebe zu «entschlacken», gilt es unter anderem, diese Ablagerungen wieder abzubauen und keine neuen entstehen zu lassen. Dies geschieht in erster Linie durch die Reduktion des Eiweissgehalts unserer Nahrung.

Rheuma-Ernährungsregel Nr. 1: Weniger tierisches Eiweiss

In unserer sogenannten Zivilisationsnahrung nehmen wir viel zuviel Eiweiss zu uns. Während in den vorangegangenen Jahrhunderten eher ein Mangel an Eiweiss herrschte und ebenso viele Krankheiten aus diesem Mangel heraus entstanden, leiden wir heute an einem Übermass an Eiweiss in unserer Nahrung.

Laut dem «Dritten Schweizerischen Ernährungsbericht» von 1991 konsumierte der Schweizer im Jahr 1989 (und in anderen Industrieländern wird es nicht viel anders sein) pro Tag und pro Person durchschnittlich 104,7 g Eiweiss. Das sind rund 40 g pro Person und Tag zuviel. Eiweiss (Fleisch, Fisch, Eier, Milchprodukte) sind zum zentralen Punkt in unserer Menügestaltung geworden, und alle anderen Lebensmittel sind zu sogenannten Beilagen degradiert worden: Getreide, Gemüse, Früchte. Eiweiss ist aber nicht nur säurebildend (darauf kommen wir nachher noch zurück), seine Verdauung ist, in grossen Mengen genossen, für unseren Körper auch eine Belastung. Die Nahrung wird im Dünndarm mittels der Enzyme der Bauchspeicheldrüse (Pankreas) und der Darmbakterien zu einem wasserlöslichen Molekülbrei verdaut. Dabei wird das Eiweiss in seine Grundmoleküle, die Aminosäuren, zerteilt. Voraussetzung dafür ist ein optimales Säure-Basen-Milieu im Darm und die Produktion von genügend eiweissspaltenden Enzymen durch die Bauchspeicheldrüse. Hier liegen jedoch bei den meisten Menschen schon die ersten Störungen vor: Übersäuerung, mangelnde Enzymproduktion und Störungen der Darmflora, besonders durch mehrmalige Antibiotikagaben. Unverdaute Eiweissteile, die die lädierte Darmwand passieren können (gestörte Darmpermeabilität), verursachen Allergien und schwächen damit das Immunsystem. Entzündungen an irgendwelchen Stellen des Körpers können nicht mehr genügend durch das Immunsystem bekämpft werden. Die Ursache für entzündliche Krankheiten und für Rheuma kann also durchaus im Darm liegen!

Der weitere Weg der Eiweisse in unserem Körper ist der folgende: Die Eiweissmoleküle (Aminosäuren) gelangen über die Darmkapillaren (Kapillaren sind feinste Haargefässe des Blutsystems) ins Blut und werden von diesem über die Pfortader zur Leber transportiert. Die Leber verwandelt einen Teil des Eiweisses in Harnstoff, der über die Niere im Urin ausgeschieden wird. Der andere Teil gelangt über die Blutadern in die Kapillaren der grossen Organe (Herz, Gehirn, Nieren, Muskulatur, Leber u.a.) und wird von den Organzellen als Nährstoff resorbiert; was dafür nicht verwendet wird, also bei Eiweissüberschüssen, gelangt in das Unterhaut-Bindegewebe. Dort gibt es keine Zellen, die ernährt werden müssten; die Eiweissüberschüsse werden daher dort als Kollagengeflecht gespeichert. Diese Eiweissspeicher vergrössern sich mit jeder eiweissüberschüssigen Mahlzeit. Die Kollagenfasern verdicken das Bindegewebe und behindern damit den Stoffaustausch – ein Teufelskreis, der sich auf die Versorgung aller Organe und Gewebe negativ auswirkt.

Ideal zur Leerung der Eiweissspeicher ist eine dreiwöchige Fastenkur mit anschliessender tierisch-Eiweiss-freier Ernährung für einige Monate (gemäss den Rezepten in unserem «Allergiekochbuch», AT Verlag). Achtung: Auch Milchprodukte enthalten tierisches Eiweiss, es nützt daher nichts, das Fleisch wegzulassen und dafür umso mehr Käse zu essen. Im Gegenteil: Das Eiweiss im Käse ist für viele Leute mit schwacher Verdauungsleistung sogar sehr schwer verdaulich und fördert die Entstehung von Allergien.

Die Menügestaltung nach unserem Menüplan, der nach den Regeln der Trennkost mit täglich höchstens einer Eiweissmahlzeit aufgebaut ist, gibt unserer Meinung einen idealen Rahmen ab für eine gesunde, leicht verdauliche Ernährung.

Rheuma-Ernährungsregel Nr. 2: Regulierung des Säure-Basen-Haushalts

Zur Aufrechterhaltung aller Zellfunktionen und Lebensprozesse (Stoffwechsel) braucht unser Organismus ein bestimmtes Verhältnis von Säuren und Basen in seinen Körpersäften (Blut, Lymphe, extrazelluläre Flüssigkeit), das einem pH-Wert von 7,4 entspricht. Ein kompliziertes Regulationssystem (unter anderem durch die Abatmung von Kohlensäure durch die Lunge, Neutralisierung der Säuren über Puffersubstanzen, Ausscheidung von Säuren über die Nieren, den Schweiss u.a.) sorgt dafür, dass der Körper diesen pH-Wert konstant halten kann. Ist dieses Regulationssystem überfordert, so kann der pH-Wert nicht mehr konstant bei 7,4 gehalten werden, es kann dann zu einer sogenannten Azidose, einem Säureüberschuss oder einer Übersäuerung des Gewebes und später auch des Blutes kommen. Eine Alkalose, ein Basenüberschuss, ist sehr selten. Säuren können die Gewebe reizen, Entzündungen hervorrufen und die Darmschleimhaut verletzen, was eine grosse Belastung unseres Immunsystems zur Folge hat.

Im Stoffwechselgeschehen entstehen laufend Säuren, die mit basischen Elementen neutralisiert werden müssen, damit der Körper sie ausscheiden kann. Je mehr Säuren im Stoffwechsel gebildet werden, desto mehr Basen (basische Mineralsalze) müssen bereitgestellt werden.

Ursachen einer Übersäuerung:

- Ungenügende Tätigkeit der Nieren und damit zu geringe Säureausscheidung, evtl. durch eine zu geringe Flüssigkeitsaufnahme
- Chronischer Durchfall, der zu einem Verlust von Basen führt
- Lungenerkrankungen, wie z.B. Allergien oder chronische Bronchitis, führen zu einer mangelnden Ausatmung von CO_2
- Stress, Schock, chronische Überlastung
- Diabetes
- die sogenannte «normale» Ernährung

Die sogenannte «normale» Ernährung besteht mehrheitlich aus säurebildenden Lebensmitteln in Form von Fleisch, Fisch, Eiern, raffinierten Kohlehydraten und gehärteten Fetten. Auch durch die Nahrungszubereitung gehen basische Salze verloren und wird die Nahrung damit entwertet, wenn z.B. das Kochwasser weggegossen wird oder Früchte geschält werden.

Die tierische Nahrung ist besonders stark säurebildend: Fleisch, Fisch und Eier enthalten Purine, die zu Harnsäure führen, das Eiweiss selber wird zu Harnstoff abgebaut. Aber auch die raffinierten Kohlehydrate, besonders Zucker und Weissmehl, wirken stark säurebildend. Damit der Körper diese Säuren neutralisieren kann, braucht er viel Mineralstoffe in Form der sogenannten Elektrolyten, d.h. Natrium, Kalium und Calcium. Fehlen diese, muss der Organismus auf seine grösste feste alkalische Mineralstoffreserve zurückgreifen, das Calcium im Skelett.

Ob ein Nahrungsmittel säure- oder basenüberschüssig ist, hängt nicht von seinem ursprünglichen Gehalt an Säuren beziehungsweise Basen ab, sondern von der Art, wie es im Stoffwechsel verarbeitet wird. So sind beispielsweise Früchte mit ihren Fruchtsäuren (Zitronensäure, Apfelsäure, Weinsäure) sauer. Bei einem einwandfrei funktionierenden Stoffwechsel werden diese Säuren jedoch oxidiert, es entstehen daraus Kohlendioxid (CO_2) und Wasser (H_2O), die ausgeatmet und ausgeschieden werden. Durch ihren grossen Anteil an Mineralstoffen werden die «sauren» Früchte so zu Basenlieferanten. Bei Menschen mit einem gestörten Stoffwechsel – und das sind die meisten – ist dieser Abbau jedoch blockiert, und die Früchte können dann zu Säurelieferanten werden.

Säure- bzw. Basenlieferanten:

- Mit Ausnahme von Rosenkohl, Spargeln und Artischocken ist Gemüse der einzige grosse Basenlieferant.
- Neutral, also im Säure-Basen-Gleichgewicht ausgewogen, sind Vollkorngetreide, Weizenkeime, Nüsse, Sauerkraut, frische grüne Bohnen, Erbsen, Kefen (Zuckerschoten).
- Eindeutig säurebildend sind Fleisch, Fisch, Eier, tierische Fette, gehärtete pflanzliche Fette (Margarine), Hülsenfrüchte (Ausnahme: Sojabohnen und Kichererbsen), Milch, Käse, Quark, Zucker, Süssigkeiten, Weissmehl, Genussmittel wie Kaffee, Schwarztee, Alkohol, Cola-Getränke, Kakao, oxalsäurehaltige Nahrungsmittel wie Spinat und Rhabarber.

Der Menüplan in diesem Buch ist so ausgearbeitet, dass die basenbildenden Substanzen überwiegen und der Körper damit die Möglichkeit hat, gespeicherte Säuren abzubauen.

Rheuma-Ernährungsregel Nr. 3: Trennkost

Nach unserer Überzeugung ist Trennkost die gesündeste Ernährungsform für den heutigen Menschen. Sie befolgt alle Erkenntnisse der neusten Forschung auf dem Gebiet der Ernährung und des Stoffwechsels: sie ist – exakt befolgt – eine Vollwerternährung und versorgt als solche den Körper optimal mit allen von ihm benötigten Substanzen. Sie reguliert den Säure-Basen-Haushalt und erleichtert durch die Trennung von stark kohlehydrathaltigen und stark eiweisshaltigen Lebensmitteln die Verdauung.

Die Trennkostprinzipien

- *Erleichterte Verdauung:* Trennkost bedeutet die Trennung von vorwiegend kohlehydrathaltigen und vorwiegend eiweisshaltigen Lebensmitteln (siehe Seite 40 f.); sie werden nicht gleichzeitig innerhalb einer Mahlzeit verwendet.
- *Mehr Vitalstoffe:* Trennkost bedeutet eine Ernährung aus frischen, unbearbeiteten Naturprodukten (keine Fertigmenüs, keine Büchsennahrung, keine Halbfabrikate), das heisst, sie folgt denselben Kriterien, wie sie in der Vollwerternährung seit Jahrzehnten postuliert werden.
- *Säure-Basen-Haushalt:* Trennkost bedeutet eine stark basenbetonte Ernährung, da zu jeder Mahlzeit Salat und Gemüse gegessen werden.
- *Weniger Eiweiss:* Trennkost bedeutet weniger Eiweiss, da nur eine eiweisshaltige Mahlzeit pro Tag gegessen wird.

In der Beratungspraxis hat es sich gezeigt, dass heutzutage enorm viele Menschen unter Verdauungsbeschwerden aus verschiedenen Gründen leiden. Sie alle bestätigen, dass sie sich bei Einhaltung der Trennkostprinzipien viel wohler fühlen, weniger müde sind und dass Blähungen und Völlegefühl nach dem Essen verschwinden. Ausserdem strukturieren die Regeln der Trennkost das Essen so, dass von keiner Substanz zu viel oder zu wenig gegessen wird. Die Lebensmittel sind in Gruppen geordnet, und diejenigen, die nicht zusammenpassen, werden nicht in derselben Mahlzeit gegessen (z.B. saure Lebensmittel zusammen mit kohlehydrathaltigen Lebensmitteln). In unserer heutigen Zeit, wo alles Passende und Unpassende durcheinander gegessen wird, bietet die Trennkost einen Rahmen, an den man sich halten kann. Zugegeben, am Anfang ist es nicht leicht, die Trennkostregeln zu befolgen, da unsere traditionellen Menüs immer Kohlehydrate und Eiweiss verbinden – aber die anfängliche Mühe lohnt sich!

Durch die Trennung von Kohlehydraten und Eiweiss innerhalb einer Mahlzeit erleichtern wir unserem Körper die Verdauungsarbeit. Der Grund dafür liegt wahrscheinlich darin, dass, wenn Kohlehydrate und Eiweisse nicht vermischt werden, die Verdauungsabläufe ungehinderter geschehen können. Kohlehydrate und Eiweiss werden nämlich in unserem Körper an zwei verschiedenen Orten vorverdaut, die Kohlehydrate vorwiegend im Mund durch Enzyme, die im Speichel vorhanden sind, und das Eiweiss im Magen durch eiweissspaltende Enzyme. Es scheint, dass durch die Trennung von Kohlehydraten und Eiweiss innerhalb einer Mahlzeit die betreffenden Enzyme ihre Arbeit ungestörter vollbringen können und der Speisebrei deshalb besser vorverdaut und zerkleinert in den Dünndarm gerät, wo dann die weitere Aufspaltung durch wiederum andere Enzyme geschieht.

Wie sieht die «Rheuma-Trennkost» in der Praxis aus?

Vor jeder Zubereitung einer Mahlzeit muss ich mich entscheiden:

– esse ich eine Kohlehydratmahlzeit, oder
– esse ich eine Eiweissmahlzeit?

Entsprechend wähle ich die Nahrungsmittel aus.

Kohlehydratmahlzeiten

Hierzu zählen: Getreide, Reis, Teigwaren, Kartoffeln, sehr süsse Früchte, zuckerhaltige Speisen. *Diese Speisen mischt man in derselben Mahlzeit nicht mit eiweisshaltigen Nahrungsmitteln.* Dazu also nicht: Fleisch, Fisch, Eier, Käse, Sojaprodukte, Wein.

Eiweissmahlzeiten

Hierzu zählen: Fleisch, Fisch, Eier, Käse, Milch- und Sojaprodukte. *Diese Speisen mischt man in derselben Mahlzeit nicht mit Kohlehydraten.* Dazu also nicht: Kartoffeln, Brot, Getreide, Reis, Teigwaren, zuckerhaltige Speisen, süsse Früchte.

Neutrale Speisen

Neutrale Speisen kann man sowohl mit den Eiweiss- wie auch mit den Kohlehydratmahlzeiten mischen. Dazu zählen naturbelassene Fette, Salate, Gemüse, Nüsse, Samen, Gewürze, sogar Eigelb und fette Käse.

Allgemeine Regeln

– Mittags eher eine Eiweissmahlzeit essen, abends eher eine Kohlehydratmahlzeit.
– Zwischen einer Eiweiss- und einer Kohlehydratmahlzeit müssen 4 Stunden Pause liegen.
– Als Zwischenmahlzeit am besten Früchte, Joghurt oder Quark.

Aufteilungstabelle

Kohlehydrate

Getreide:
alle (Vollkorn)Getreide
Teigwaren, Reis, Brot, Kuchen, Gebäck
Hülsenfrüchte:
wenig!
Süsse Früchte:
Bananen, Feigen, Trockenfrüchte, Datteln, Marroni
Zucker/Süssstoffe:
Vollrohrzucker, Honig, Ahorn- und Birnendicksaft
Gemüse:
Kartoffeln, Maiskolben, Erbsen (frisch oder getrocknet), Schwarzwurzeln, Topinambur
Getränke:
Bier, Mineralwasser, Tee, Kaffee (gesüsst)
Salatsaucen:
mit möglichst wenig Essig oder Zitronensaft, besser mit Sauerrahm, Joghurt, Molkosan (vergorene Milchsäure), Brottrunk

Neutral

Gemüse, Salate, Pilze:
alle ausser Kartoffeln, Maiskolben, Erbsen (frisch oder getrocknet), Schwarzwurzeln, Topinambur
Fettstoffe:
(kaltgepresste) Öle, Margarine, Butter
Milchprodukte:
Rahm, Sauerrahm, Buttermilch, saurer Halbrahm, Joghurt, Nordische Sauermilch (rahmangereicherter Joghurt), Quark, Rahmquark;
Käse über 60% Fett: Doppelrahmfrischkäse (z.B. Galakäse, Boursin, Tartare, Gorgonzola-Mascarpone, Le Crémeux, St-André, Rahm-Brie, Cambozola), Rahmtilsiter, Schafskäse, Ziegenkäse, Mozzarella
Eigelb
Nüsse und Samen
Rohe und geräucherte Wurst- und Fleischwaren:
z.B. Tatar, Salami, Rohessspeck, Bündnerfleisch
Roher und geräucherter Fisch:
z.B. geräucherte Forellenfilets, Hering, Rauchlachs
Früchte:
nur Heidelbeeren
Gewürze, Kräuter
Agar-Agar, Gelatine
Getränke:
Mineralwasser, Tee, Kaffee

Eiweiss

Fleisch:
sämtliche Fleischwaren, gegart; gekochte Wurstwaren
Gegarter Fisch
Käse bis 55% Fett
Eier ganz, Eiweiss
Milch
Sojaprodukte:
Sojamehl, Tofu, Sojagranulat
Früchte:
alle Früchte ausser Bananen, Feigen, Trockenfrüchte, Datteln
Getränke:
Wein, Champagner, Mineralwasser, Tee, Kaffee (mit Süssstoff gesüsst)
Salatsaucen:
nach Belieben mit Zitronensaft oder wenig Essig

Der Monatsmenüplan

Eine Ernährungsumstellung gelingt immer leichter, wenn man als Einstieg für einen ganzen Monat Menüs hat, die inspirieren und Ideen geben. In diesem Sinne ist auch unser Monatsmenüplan gedacht.

Für ein ausgewogenes Säure-Basen-Verhältnis haben wir Menüs zusammengestellt, die immer viel Gemüse enthalten – und zwar sowohl mittags wie abends, abends eher in gekochter Form und mittags meistens als Salat.

Wir haben aber auch für jede Abendmahlzeit ein Rezept für eine Suppe dazu gemacht, da wir der Meinung sind, dass eine Suppe die leichteste Abendmahlzeit darstellt. Das heisst, die Suppe allein ist meistens schon eine Mahlzeit für sich. Es ist also nicht die Meinung, dass Sie jeden Abend beides machen sollen, Suppe und Menü, sondern eher entweder Suppe oder Menü. Zur Suppe passt ein feines Brot mit etwas Butter oder eventuell ein ganz kleines Stück Käse aus der mittleren Spalte der Aufteilungstabelle, ein kleines Stück deshalb, weil diese Käse meistens sehr fett sind.

Falls Sie Desserts vermissen: Praktisch alle Desserts, ob nach Trennkost-Prinzipien hergestellt oder nicht, sind stark säurebildend. Wir raten deshalb, möglichst wenig Süsses zu essen, höchstens ein kleines Biskuit zum Kaffee oder eine grössere Schlemmerei nur einmal pro Woche. Wenn Sie unsere Frühstücksvorschläge mit den Vollkornbroten oder Müslis genau befolgen, werden Sie einen gleichmässigeren Blutzuckerspiegel erreichen, und damit fällt auch der Heisshunger nach Süssigkeiten weg.

Für die meisten Menschen ist es ungewohnt, zweimal pro Tag Gemüse zu essen, und es bedarf voraussichtlich einer gewissen Gewöhnungszeit, da der Darm eventuell anfänglich mit vermehrten Blähungen reagiert. Halten Sie durch, nach ein paar Tagen werden diese unangenehmen Störungen vorbei sein. Wir haben die Abendmenüs mit Absicht meistens nur mit einer Sorte Gemüse gemacht, da dies auf jeden Fall besser verträglich ist als Mischungen.

Und nun viel Vergnügen und viel Erfolg – Durchhalten lohnt sich! Sie werden sich bald viel wohler und schmerzfreier fühlen.

Das Frühstücksprogramm

Wie wunderbar, den Tag mit einem Frischkornmüesli zu beginnen! Es ist gesund, weil es alle stoffwechselfördernden B-Vitamine, viele Früchte mit Vitamin C, Mineralstoffe und Spurenelemente enthält.

Das Frischkornmüesli hat weiter den Vorteil, dass es lange satt hält, da die komplexen Kohlehydrate den Blutzuckerspiegel stabilisieren. (Nach einem gewöhnlichen Frühstück fällt der Blutzuckerspiegel nach etwa 2 Stunden ab, und dann meldet sich der Hunger und verführt zu einer Zwischenmahlzeit.)

Im folgenden finden Sie einige Varianten von Frischkornmüeslis und einige andere Frühstücksvorschläge. Dabei müssen Sie sich zuerst entscheiden, ob Sie ein Kohlehydrat- oder ein Eiweissfrühstück essen wollen. Die Kalorienzahl liegt jeweils bei ca. 270–350 kcal.

Kohlehydratfrühstück

Dinkelschrotmüesli

2–3 EL Dinkelschrot, am Vorabend eingeweicht
1 kleiner süsser Apfel, mit der Schale geraspelt
50 g Banane, zerdrückt
4 gehackte Mandeln
2 EL flüssiger Rahm oder 4 EL Joghurt nature

Alle Zutaten mischen und mit sehr wenig Beeren oder anderen Früchten garnieren.

Gemischtes Körnerschrotmüesli

2–3 EL Körner, geschrotet und am Vorabend eingeweicht
1 EL Rosinen
5 Walnusshälften
etwas Sesam, Sonnenblumenkerne
1 kleiner süsser Apfel, mit der Schale gerieben
2 EL flüssiger Rahm oder 4 EL Joghurt nature

Alle Zutaten mischen und mit sehr wenig Beeren (Heidelbeeren) oder anderen Früchten garnieren.

Gekochtes Hafermüesli (Porridge)

3 EL Haferflocken
2 EL Rahm
1 TL Honig
Zimt
2 EL Heidelbeeren

Die Haferflocken mit 100 ml Wasser aufkochen, 2 Minuten köcheln lassen, dann zur Seite stellen und 5 Minuten quellen lassen. Mit den übrigen Zutaten servieren.

Vollkornbrot mit Konfitüre

150 g Vollkornbrot
1 TL Butter
1 TL Konfitüre

Vollkornbrot mit Käse

100 g Vollkornbrot
40 g Rahmtilsiter oder anderer Käse aus der Spalte der neutralen Lebensmittel

Vollkornbrot mit Quark (oder Avocado) und Kräutern

150 g Vollkornbrot
100 g Magerquark oder 50 g Avocado
gehackte Kräuter

Eiweissfrühstück

Quarkmüesli

150 g Magerquark
2–3 EL Magermilch
150 g Früchte, klein geschnitten
einige Tropfen flüssiger Süssstoff
(z.B. Zuckerwasser aus Steviablättern
oder flüssiger künstlicher Süssstoff)
einige Nüsse und Sesamsamen
Zimt zum Bestreuen

Zu diesem Eiweissmüesli darf man keinen Honig und kein Brot essen und ebenso weder Bananen noch Trockenfrüchte beifügen, da alle diese Nahrungsmittel zu den Kohlehydraten zählen.

Omelette

2 Eier
Salz, gehackte Kräuter
100 g Hüttenkäse oder Magerquark

100 g Melone, Erdbeeren oder andere
nicht süsse Früchte

Die Eier mit wenig Salz verklopfen, gehackte Kräuter beifügen und eine Omelette daraus backen. Hüttenkäse, mit Kräutern bestreut, dazu servieren.

Nach diesem Frühstück sollte am selben Tag keine zweite Eiweissmahlzeit mehr gegessen werden!

Für Eilige:
Milchshake mit Früchten

100 ml Milch
100 g Quark
(oder insgesamt 200 ml Mandelmilch oder Reismilch)
1 Apfel
1 Orange oder 100 g Beeren
evtl. wenig flüssiger Süssstoff

Alles zusammen im Mixer pürieren. Dazu 4 Mandeln essen (für den Säure-Basen-Haushalt)!

Das Mittagessen

Entweder ein grosser Salatteller mit 3- bis 4mal pro Woche Eiweiss (Fleisch, Fisch, Eier, Käse, Tofu), sonst mit Kartoffeln, Reis, Teigwaren.

Oder Sie folgen den vielen Menüvorschlägen in den Wochenmenüplänen.

Das Abendessen

Viel Gemüse mit Kartoffeln, Reis, Teigwaren, Vollkorn oder – idealerweise – so oft wie möglich Gemüsesuppen aller Art. In unseren Wochenmenüplänen finden Sie für das Abendessen auch immer einen Vorschlag für eine feine Suppe. Diese Suppen sind, zusammen mit einem feinen Brot mit etwas Butter oder eventuell einem kleinen Stück Käse aus der Spalte der neutralen Lebensmittel, schon eine Mahlzeit für sich. Man isst also entweder Suppe oder das Menü.

Zwischenmahlzeiten

Früchte – sie können unmittelbar nach einer Eiweissmahlzeit gegessen werden, nach einer Kohlehydratmahlzeit mindestens 3 Stunden Pause machen.

Zu beachten:

- Allergiker: Unbedingt abklären lassen, auf welche Lebensmittel Sie allergisch sind. Diese dann bei den entsprechenden Trennkostgerichten weglassen oder ersetzen.
- Untergewichtige Menschen: Unbedingt Zwischenmahlzeiten essen, damit Sie auf mindestens 5 Mahlzeiten am Tag kommen. Die Esspausen von 4 Stunden müssen in diesem Fall nicht strikte eingehalten werden.
- Hypoglykämiker (Menschen mit chronisch niedrigem Blutzuckerspiegel, Heisshungeranfällen): Aufpassen bei den Desserts, auch Honig erhöht den Blutzuckerspiegel. Früchte bei Zwischenmahlzeiten in kleinen Mengen essen. Chrom GTF zusätzlich einnehmen (1mal 50 mg täglich).

Wochenmenüplan 1

	Mittagessen	Abendessen
Montag	Guacamole mit Mais-Chips	Kressesuppe Penne all'arrabbiata
Dienstag	Melonensalat mit Gurken und Hüttenkäse	Wirz-Curry-Suppe Kartoffelpizza
Mittwoch	Ofen-Forellen mit Pilzen	Gemüsecremesuppe Basilikumrisotto mit gebratenen Kürbisschnitzeln
Donnerstag	Orientalischer Teigwarensalat	Pilz-Rahmsuppe Blumenkohl-Kartoffel-Curry mit roten Linsen
Freitag	Crudités mit Gemüsedip und italienischen Kräuterkartoffeln	Avocadocremesuppe Seezunge mit Limonenbutter und Wirz
Samstag	Salat mit Ziegenkäse und glasierten Baumnüssen	Kokossuppe mit Erbsen und Limonen Kartoffelküchlein mit Eier- schwämmchen an Schnittlauchrahm
Sonntag	Brunch: Crostini mit Tomaten und Oliven kleine Käseplatte Radieschen Heidelbeer-Pistazien-Joghurt	Gurkensuppe mit Rauchlachs Lamm-Gemüse-Eintopf

1. Woche: Montag

Guacamole (Avocadomousse) Ⓝ

2 vollreife Avocados
1 Zitrone, Saft
2 EL Joghurt, Nordische Sauermilch oder Mayonnaise
1 Msp. Sambal Oelek
oder etwas gehackte rote Chilischote
Salz, Pfeffer

Belag:
3 Frühlingszwiebeln samt den grünen Röhrchen, fein gehackt
(oder 1 kleine Zwiebel und 1 Bund Schnittlauch)
1–2 Tomaten, klein gewürfelt
100 g Rahmtilsiter oder anderer Käse (aus der Spalte der neutralen Lebensmittel), klein gewürfelt
6–10 schwarze Oliven, entkernt und gewürfelt oder in Streifchen geschnitten

Die Avocados halbieren, das Fruchtfleisch mit einem Löffel herausheben, mit einer Gabel zerdrücken und sofort mit den übrigen Zutaten vermischen. Rassig abschmecken.

Die Zutaten für den Belag vermischen und über das Avocadomousse streuen.

Tips: Mit Mais-Chips serviert, ist diese Guacamole sowohl eine feine Vorspeise wie auch eine originelle Beilage zum Aperitif. Zusammen mit einem Salatteller ist sie ein vollwertiges Essen.

Die Guacamole eignet sich auch vorzüglich zum Füllen von Tomaten oder zu Baked potatoes.

Trennkost-Tip: Die Guacamole inklusive Belag ist neutral. Mit Kartoffeln oder mit Mais-Chips zusammen serviert – beides Kohlehydrate – ergibt sie ein wunderbares basisches Abendessen.

Kressesuppe Ⓚ

2 EL Butter oder Maiskeimöl
1 kleine Zwiebel, in Würfel geschnitten
1 Stange Lauch, längs halbiert, gewaschen und in Streifen geschnitten
250 g Kartoffeln, geschält, in Würfel geschnitten
1 l Wasser
150 g Brunnenkresse oder Gartenkresse
100 ml Vollrahm
Salz, Pfeffer, Muskatnuss
1 EL Cognac, nach Belieben
einige Kresseblättchen als Garnitur

Butter oder Öl in einer grossen Pfanne leicht erhitzen, Zwiebel und Lauch darin sorgfältig andünsten, dann die Kartoffeln beigeben und mit dem Wasser ablöschen. Zugedeckt weich kochen.

Die Kresse beifügen, kurz aufkochen, dann mit dem Mixstab pürieren. Den Rahm beifügen und mit Salz, Pfeffer und Muskatnuss kräftig abschmecken; nach Belieben den Cognac beifügen. Mit ein paar Kresseblättchen garniert servieren.

Guacamole mit Mais-Chips

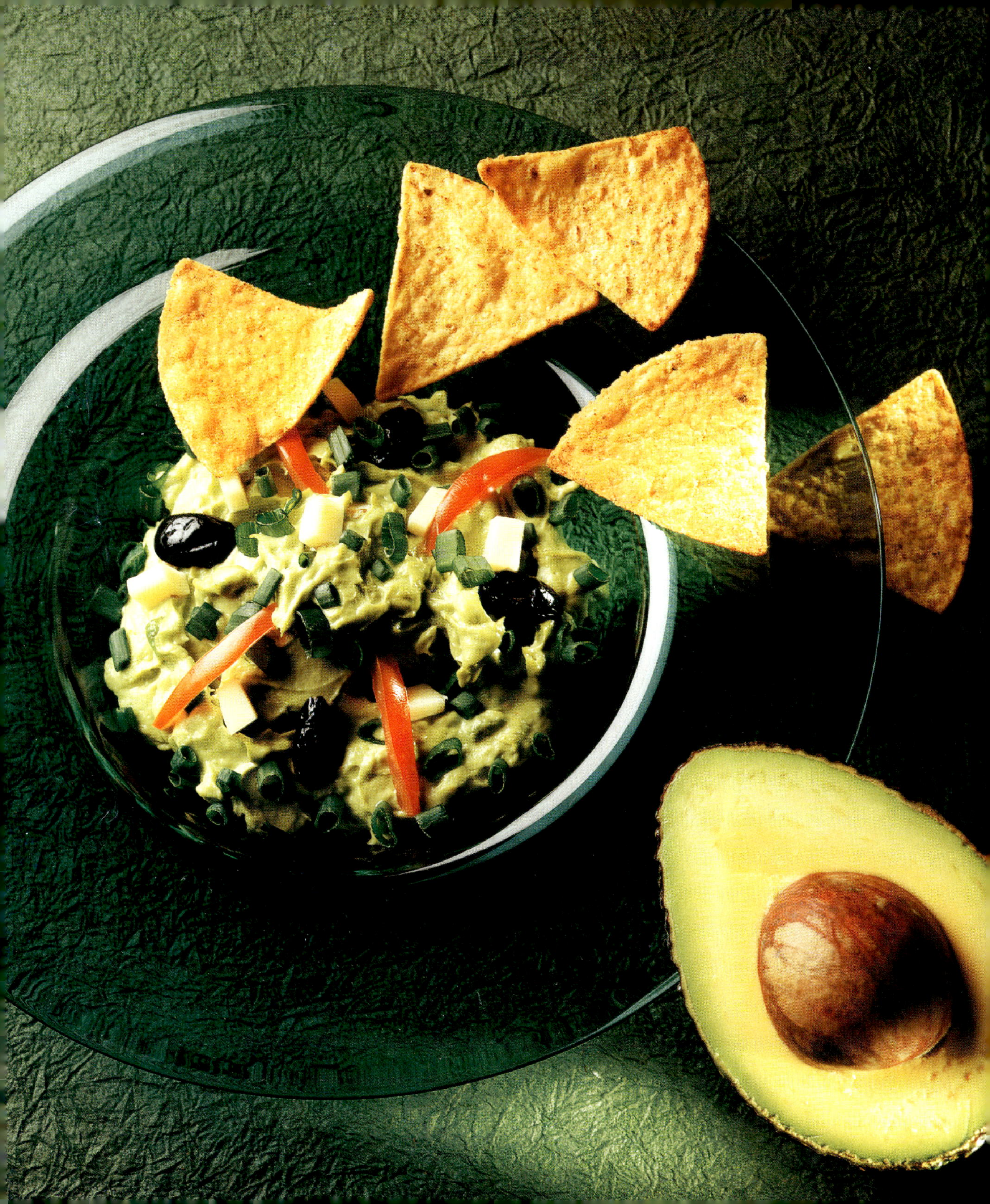

Penne all'arrabbiata Ⓚ

400 g Vollkorn-Penne
8 EL Olivenöl
2 grosse Knoblauchzehen, fein gehackt
1 Zwiebel, fein gehackt
500 g Tomaten, klein gewürfelt
1 rote Peperoni (Paprikaschote), klein gewürfelt
300 g Auberginen, klein gewürfelt
1 kleine rote Chilischote, fein gehackt,
oder 1 TL Sambal Oelek
6 schwarze Oliven, entsteint, grob geschnitten
Salz, schwarzer Pfeffer
1 Bund Basilikum, in Streifchen geschnitten
2 EL Parmesan, gerieben

Die Teigwaren in Salzwasser al dente kochen.

2 EL Olivenöl erhitzen, Knoblauch und Zwiebel darin andünsten, dann die Tomaten- und Peperoniwürfel beigeben und ohne Deckel 15 Minuten auf kleinem Feuer köcheln lassen.

4 EL Olivenöl in einer Bratpfanne erhitzen und die Auberginenwürfelchen darin weich braten. Zusammen mit der gehackten Chilischote und den Oliven zu den Tomaten geben. Mit Salz und schwarzem Pfeffer kräftig würzen.

Die Teigwaren zum Gemüse geben, alles gut mischen und einige Minuten braten. Auf einer Platte anrichten und die Basilikumstreifchen darüberstreuen. Den Parmesan separat dazu reichen.

Melonensalat mit Gurken und Hüttenkäse Ⓔ

- 1 Melone, gewürfelt
- 2 Äpfel, gewürfelt
- 1 Salatgurke, geschält und gewürfelt
- 300 g Erdbeeren oder andere Beeren
- 2 Chicoréestangen, in grobe Streifen geschnitten
- 1 Becher Joghurt nature
- ½ Limone, Saft
- 2 EL roter Portwein
- 1 Spritzer flüssiger Süssstoff
- 10 Blätter Zitronenmelisse oder Pfefferminze, in grobe Streifen geschnitten
- 250 g Hüttenkäse

Alle Zutaten bis auf den Hüttenkäse miteinander vermischen und etwas ziehen lassen. Auf Teller geben und den Hüttenkäse in der Mitte darauf anrichten.

Wirz-Curry-Suppe Ⓚ

- 2 EL Butter oder Maiskeimöl
- 3 EL Grünkernschrot
- 400 g Wirz (Wirsing), 2 grosse äussere Blätter beiseitelegen, den Rest in grobe Stücke geschnitten
- 1–2 TL Currypulver (je nach Schärfe)
- 1 l Wasser
- 2 TL Gemüsebouillonpulver, Salz, Pfeffer
- 100 ml Schlagrahm
- 100 ml Joghurt nature (oder insgesamt 200 ml Nordische Sauermilch)
- 1 Bund Schnittlauch, fein geschnitten

Die Butter in einer grossen Pfanne erhitzen und den Grünkernschrot darin so lange rösten, bis er duftet. Den grob geschnittenen Wirz beifügen und gut umrühren. Das Currypulver darüberstreuen, alles gut vermischen und etwas andünsten, dann mit dem Wasser ablöschen. Die Gemüsebouillon beifügen, etwas salzen und zugedeckt 20 Minuten leise köcheln lassen.

In der Zwischenzeit die zwei beiseitegelegten Wirzblätter in ganz dünne Streifchen schneiden.

Die Suppe mit dem Stabmixer pürieren, die Wirzstreifchen beigeben und kurz mitköcheln. Mit Salz und Pfeffer rassig abschmecken.

Den Rahm steif schlagen und mit dem Joghurt vermischen. Die Suppe in Tellern anrichten und einen grossen Klacks Joghurt-Rahm in die Mitte geben. Mit Schnittlauch bestreuen.

Tip: Die Rahm-Joghurt-Mischung kann auch bereits im Topf unter die Suppe gemischt werden. Die Suppe dann nicht mehr kochen lassen!

Kartoffelpizza Ⓚ

Für ein rundes Backblech von 28 cm Durchmesser

100 ml Vollrahm
2 Eigelb
500 g Kartoffeln, gewaschen und gebürstet
Oregano, frisch oder getrocknet
Salz, schwarzer Pfeffer
3 Tomaten, klein gewürfelt
150 g Mozzarella, klein gewürfelt
nach Belieben schwarze Oliven oder Kapern
Butter zum Fetten
Olivenöl zum Beträufeln

Den Ofen auf 200 Grad vorheizen.

Den Rahm und die Eigelbe miteinander verrühren und die Kartoffeln direkt in diese Mischung raspeln. Oregano dazugeben und mit Salz und Pfeffer kräftig würzen. Die Kartoffelmischung in die gut gebutterte Backform geben und zugedeckt im vorgeheizten Ofen etwa 45 Minuten backen.

Aus dem Ofen nehmen, mit den Tomaten- und Mozzarellawürfeln und nach Belieben Oliven oder Kapern belegen. Mit Salz und Pfeffer würzen, mit etwas Olivenöl beträufeln und nochmals 15–20 Minuten im Ofen überbacken.

Kartoffelpizza

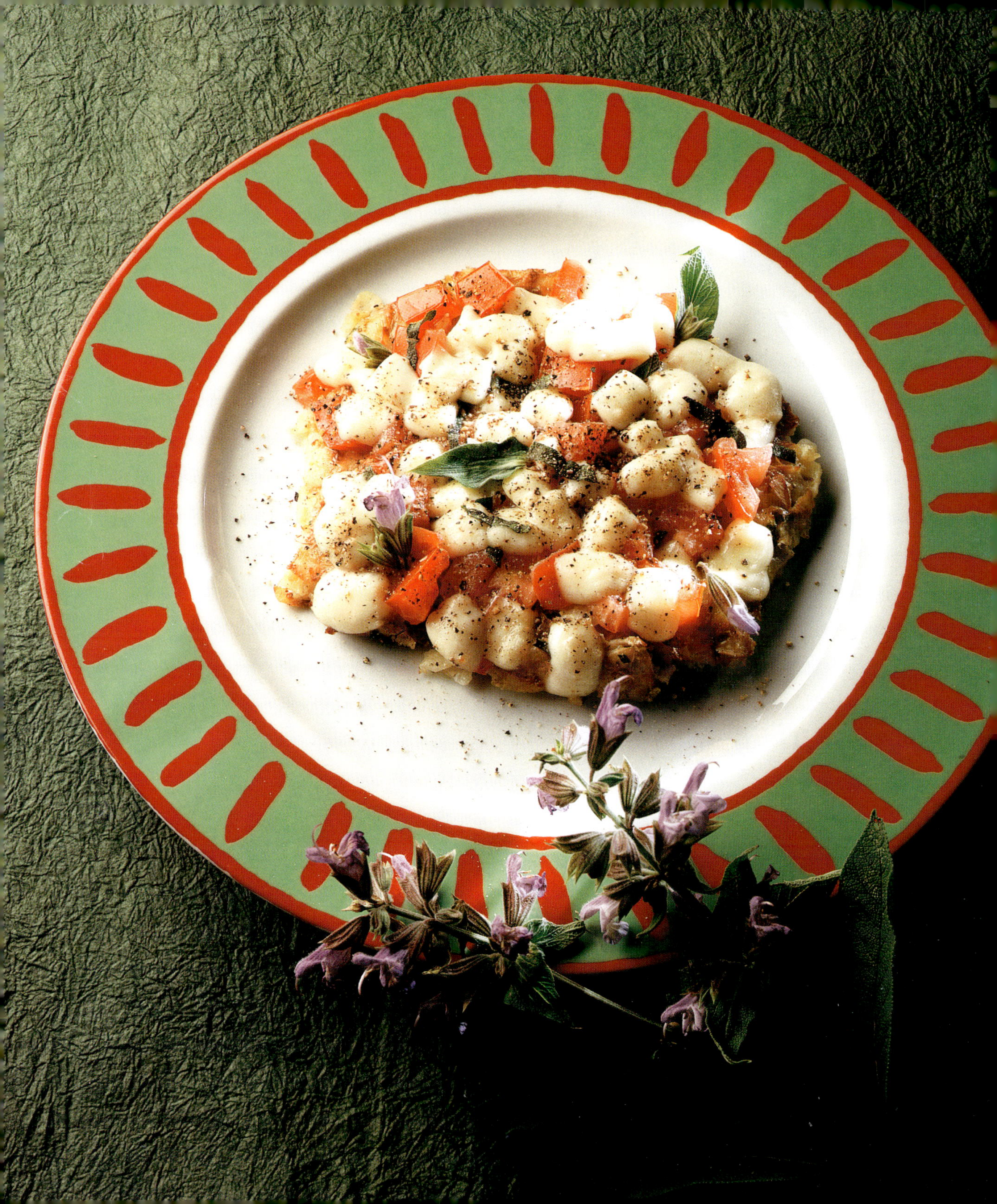

1. Woche: Mittwoch

Ofen-Forellen mit Pilzen Ⓔ

1 Bund Bohnenkraut
4 Forellen, gewaschen und trockengetupft
250 g Champignons (oder andere Pilze), in Scheiben geschnitten
300 g Kefen (Zuckerschoten), knackig gekocht (tiefgekühlte aufgetaut), oder anderes Gemüse
2 TL abgeriebene Zitronenschale
2 EL gehackte Petersilie
4 EL Olivenöl
Salz, Pfeffer

Den Ofen auf 200 Grad vorheizen.

Vier Blätter Alufolie bereitlegen, leicht mit Öl bepinseln und mit Bohnenkraut belegen. Die Forellen darauflegen und die Bauchhöhle etwas salzen. Mit den Champignons und den Kefen, der abgeriebenen Zitronenschale und der Hälfte der gehackten Petersilie füllen. Die Füllung leicht salzen und pfeffern und je 1 TL Olivenöl dazugeben. Mit dem restlichen Olivenöl die Forellen beträufeln oder bepinseln.

Die Forellen fest in die Folie packen und im vorgeheizten Backofen 30 Minuten garen.

Die Folie vorsichtig öffnen und die Forellen auf Teller gleiten lassen. Den entstandenen Saft darüberträufeln und mit der restlichen Petersilie bestreuen.

Tip: Servieren Sie dazu einen feinen knackigen grünen Salat.

Gemüsecremesuppe Ⓝ

400 g verschiedene Gemüse, klein geschnitten
800 ml Gemüsebouillon
4 EL Vollrahm
feingehackte Kräuter nach Belieben
Salz, Pfeffer

Das Gemüse in der Gemüsebouillon weich kochen, dann alles mit dem Mixstab pürieren. Den Rahm beifügen, nochmals aufkochen und abschmecken.

Tip: Diese Suppe ist ideal, um Gemüsereste zu verwerten.

Ofen-Forellen mit Pilzen

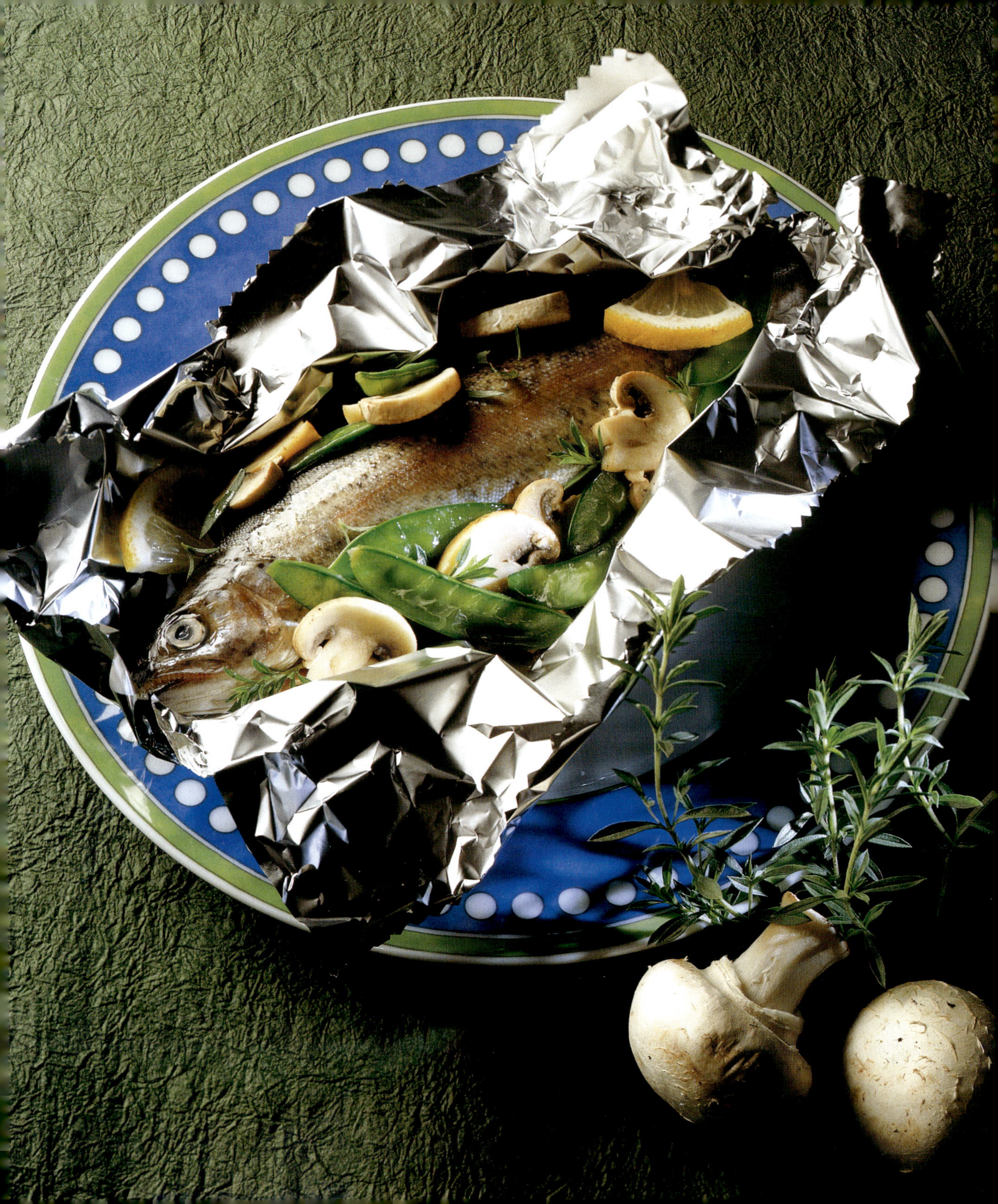

Basilikumrisotto mit gebratenen Kürbisschnitzeln Ⓚ

Risotto:
250 g Vollkornreis
400 ml Wasser
1 EL Butter
½ Zwiebel, fein gehackt
100 ml Gemüsebouillon
100 ml Vollrahm
1 Bund frischer Basilikum, Blätter abgezupft
1 EL Weisswein
Salz, Pfeffer
2 EL Parmesan, gerieben

Kürbisschnitzel:
800 g Kürbis, in knapp 1 cm dicke Scheiben geschnitten
Salz, Pfeffer, etwas Vollkornmehl

Den Reis gründlich waschen, dann mit dem Wasser 15 Minuten im Dampfkochtopf garen. (Oder: Den Reis in einem gewöhnlichen Topf mit dem Wasser aufkochen, 3 Minuten köcheln lassen, dann die Herdplatte abschalten, den Reis zudecken und etwa 4 Stunden ausquellen lassen.)

Die Zwiebel in der Butter langsam weich dünsten. Die Gemüsebouillon mit dem Rahm und den Basilikumblättern mixen und zu den Zwiebeln geben. Den gekochten Reis, dann Weisswein, Salz und Pfeffer beifügen und 5 Minuten ohne Hitze quellen lassen. Am Schluss den geriebenen Parmesan unterziehen.

Die Kürbisschnitzel salzen, pfeffern, mit wenig Vollkornmehl bestreuen und in einer Teflonpfanne in einer Mischung aus Öl und Butter auf beiden Seiten 2–3 Minuten braten.

Tip: Statt Kürbis können Auberginen oder Zucchini verwendet werden.

1. Woche: Donnerstag

Orientalischer Teigwarensalat Ⓚ

150 g Vollkorn-Teigwaren (z.B. Spiralnudeln oder Hörnli)
150 g grüne Bohnen, in ca. 4 cm lange Stücke geschnitten
2 EL Mu-Err Pilze (getrocknet), in Wasser eingeweicht

Sauce:
2 EL Sesamöl oder Maiskeimöl
2 EL Sherryessig oder milder Apfelessig
½ TL Kurkuma (Gelbwurz)
1 EL Tamari (Sojasauce)
50 g Sesam, geschält
1 Knoblauchzehe, durchgepresst
frisch gemahlener Koriander, Salz, Pfeffer

2 Frühlingszwiebeln, der weisse Teil fein gehackt, die grünen Stengel in 4 mm breite Ringe geschnitten
Blattsalat

Die Teigwaren zusammen mit den Bohnen in Salzwasser al dente kochen. 1 Minute vor Schluss die eingeweichten Pilze beigeben und mitkochen. Abgiessen und erkalten lassen.

Die Zutaten zur Sauce miteinander verrühren und abschmecken. Zusammen mit den Frühlingszwiebeln zu der Teigwaren-Bohnen-Mischung geben und alles etwas ziehen lassen. Nochmals abschmecken.

Den Teigwarensalat auf Salatblättern anrichten.

Pilzrahmsuppe Ⓝ

2 EL Butter
300 g verschiedene Pilze je nach Saison (z.B. Steinpilze, Eierschwämmchen (Pfifferlinge), Champignons, Herbsttrompeten), in grobe Stücke geschnitten
1 Zwiebel, fein gehackt
2 EL Vollkornmehl
800 ml Gemüsebouillon
1 TL Zitronensaft
200 ml Vollrahm
Salz, Pfeffer
1 Bund Schnittlauch, fein geschnitten

In einer grossen Pfanne die Butter schmelzen und die Pilze darin zusammen mit der Zwiebel anbraten. Mit Vollkornmehl bestäuben und mit der Gemüsebouillon ablöschen. Auf ganz kleinem Feuer etwa 5 Minuten köcheln lassen.

Den Zitronensaft und den Rahm dazugeben, salzen, pfeffern und mit dem Schnittlauch bestreuen.

Blumenkohl-Kartoffel-Curry mit roten Linsen Ⓚ

2 EL Maiskeimöl
2 Schalotten oder Zwiebeln, längs in grobe Streifen geschnitten
1 Knoblauchzehe, fein gehackt
1 cm Ingwer, in dünne Streifchen geschnitten, dann fein gehackt
1 kleiner Blumenkohl, in Röschen zerteilt
500 g kleine Kartoffeln, knapp weich gekocht, geschält und halbiert
2 TL Currypulver
½ TL Kreuzkümmel, gemahlen
300 ml Gemüsebouillon
100 g rote Linsen
50 g Cashewkerne, halbiert
Salz
2 EL Petersilie oder Korianderblätter, fein geschnitten
evtl. Fruchtchutney (z.B. Mango-Chutney)

Das Maiskeimöl in einer grossen Pfanne erhitzen, Zwiebeln, Knoblauch, Ingwer und die Blumenkohlröschen beifügen und gut durchbraten. Die Kartoffeln dazugeben und alles mit Currypulver und Kreuzkümmel bestreuen. Gut mischen, dann mit der Gemüsebouillon ablöschen und so lange kochen, bis die Blumenkohlröschen knackig weich sind. Die roten Linsen beifügen und weitere 5 Minuten mitkochen.

In der Zwischenzeit die Cashewkerne in ganz wenig Öl oder Butter knusprig braten.

Das Gemüsecurry mit Salz abschmecken und auf Tellern oder auf einer Platte anrichten. Mit Petersilie oder Koriander und den gebratenenen Cashewkernen bestreuen. Nach Belieben ein Chutney dazu servieren.

Tip: Wenn Sie es lieber etwas milder haben, dann geben Sie die gekochten Kartoffeln erst ganz am Schluss dazu; sie saugen sich dann nicht mit Currysauce voll und bilden einen angenehmen Kontrast zur scharfen Sauce.

Falls Sie kein Fruchtchutney haben, sind auch süsse Mangoschnitze oder gebratene Bananenscheiben ein wunderbarer Gegenpol zur Schärfe des Currys.

Blumenkohl-Kartoffel-Curry mit roten Linsen

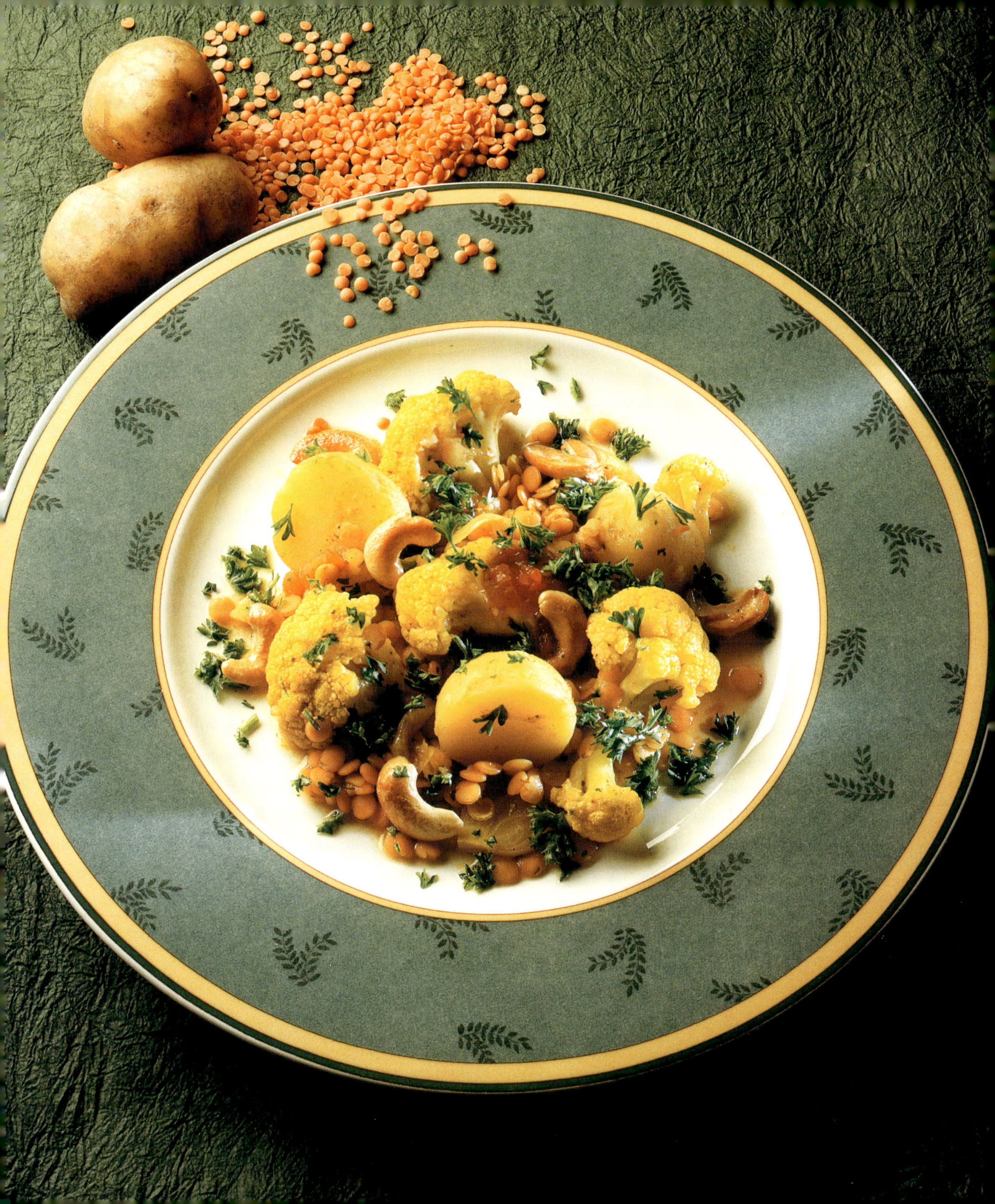

Crudités mit Gemüsedip Ⓝ
Italienische Kräuterkartoffeln Ⓚ

800 g Kartoffeln, in der Schale weich gekocht
6 EL Olivenöl
6 EL Weisswein
2 TL italienische Kräutermischung
1 TL grober Pfeffer, Salz

Gemüsedip:
½ kleine Zwiebel
100 g Radieschen
100 g Salatgurke
100 g Karotten
100 g Hüttenkäse
Salz, Pfeffer, Zitronensaft, wenig Sojasauce
2 EL Schnittlauch, fein geschnitten

verschiedene Gemüse (z.B. Selleriestangen, Karotten, Radieschen, Gurken, Peperoni (Paprikaschoten), Rettich, Chicorée), in ca. 10 cm lange Stäbchen geschnitten

Den Ofen auf 220 Grad vorheizen.

Die gekochten Kartoffeln längs halbieren und mit der Schnittfläche nach oben in eine Gratinform legen. Olivenöl, Weisswein und die getrockneten Kräuter miteinander vermischen und die Kartoffeln damit grosszügig beträufeln. Salzen und pfeffern. Die Kartoffeln 20 Minuten im heissen Ofen backen.

In der Zwischenzeit alle Zutaten zum Dip ausser dem Schnittlauch im Cutter oder Mixer pürieren. Mit dem Schnittlauch bestreut zu den Gemüsestäbchen reichen.

Avocadocremesuppe Ⓝ

2 EL Butter oder Maiskeimöl
1 Zwiebel, fein gehackt
2 EL Vollkornmehl
1 Msp. Currypulver
1 l Gemüse- oder Hühnerbouillon
1 Knoblauchzehe
2 reife Avocados
1–2 EL Zitronensaft
2 EL Meerrettichsenf
200 ml Vollrahm oder Nordische Sauermilch
Salz, weisser Pfeffer

In einer grossen Pfanne die Zwiebel in der Butter langsam dünsten, das Mehl und das Currypulver beifügen, kurz mitdünsten, dann mit der Gemüsebouillon ablöschen und offen etwa 10 Minuten leise köcheln lassen. Die Knoblauchzehe durch die Knoblauchpresse hineindrücken.

Das Avocadofleisch aus der Schale lösen und zusammen mit dem Zitronensaft und dem Meerrettichsenf im Cutter oder Mixer gut pürieren. Zur Bouillon geben. Den Rahm beifügen und die Suppe gut mit Salz und weissem Pfeffer abschmecken.

Tip: Die Suppe kann warm oder kalt gegessen werden.

Seezunge mit Limonenbutter und Wirz (Rezept Seite 60)

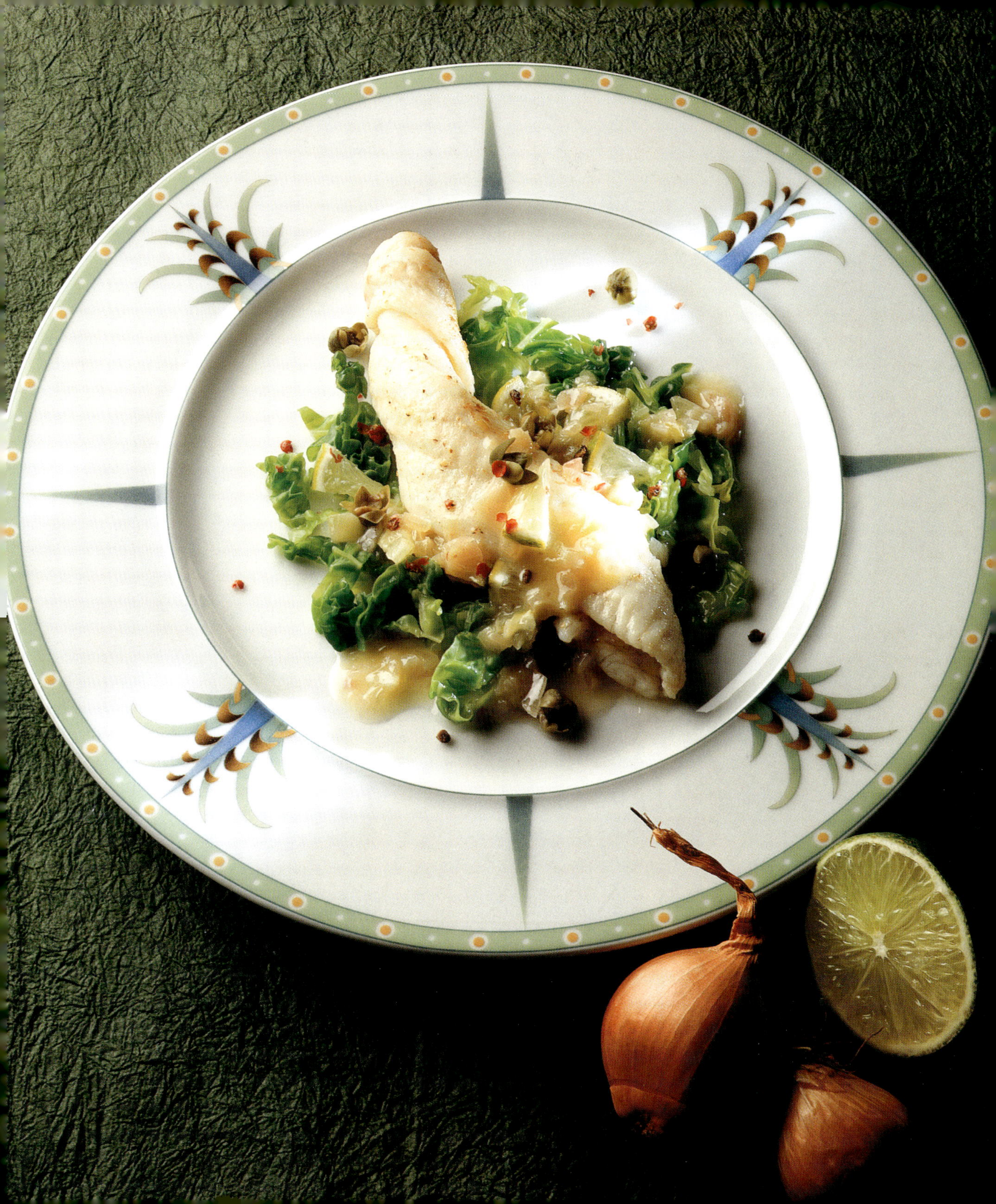

Seezunge mit Limonenbutter und Wirz Ⓔ

1 EL Butter
2 Schalotten, ganz fein gehackt
200 ml trockener Weisswein
50 g Butter, eiskalt, in Würfel geschnitten
1 Limone, geviertelt, ein Viertel quer in dünne Scheibchen geschnitten, der Rest als Garnitur
2 EL Kapern
Salz, weisser Pfeffer
4 grosse oder 8 kleine Seezungenfilets
1 EL Butter und 1 EL Maiskeimöl zum Braten
600–800 g Wirz (Wirsing), in feine Streifchen geschnitten

Zuerst die Sauce zubereiten: Die Schalotten in der Butter ganz langsam weich dünsten. Mit Weisswein ablöschen und diesen bis auf wenige Esslöffel bei grosser Hitze einkochen lassen. Die Pfanne vom Feuer nehmen und die eiskalten Butterwürfel mit dem Schneebesen einrühren. Die Limonenscheibchen und Kapern beifügen, salzen und pfeffern.

Die Seezungenfilets waschen, trockentupfen und auf beiden Seiten salzen und pfeffern. Nach Belieben mit etwas Mehl bestäuben. In der Butter-Öl-Mischung auf jeder Seite etwa 3 Minuten braten.

In der Zwischenzeit den Wirz über Dampf knackig kochen, leicht salzen und pfeffern.

Die Sauce nochmals knapp erwärmen und gut durchrühren.

Den Wirz auf vorgewärmte Teller geben und die gebratenen Seezungenfilets schön darauf anrichten. Mit der Limonenbutter begiessen.

Salat mit Ziegenkäse und glasierten Baumnüssen Ⓝ

grüne Salatblätter
2–4 kleine, frische Ziegenkäse (ca. 100 g pro Person)
4 grosse Tomaten, in Viertel geschnitten,
oder 250 g Cherry-Tomaten

Salatsauce:
2 EL Aceto balsamico
4 EL Olivenöl, kalt gepresst
Salz, Pfeffer

1 EL Vollrohrzucker
1 EL Wasser
1 TL Essig
4 EL geschälte Baumnüsse (Walnüsse)

Die Teller mit den Salatblättern, dem Ziegenkäse und den Tomaten hübsch auslegen. Alle Zutaten zur Salatsauce miteinander vermischen und darüberträufeln. Den Käse gut pfeffern!

Für die glasierten Baumnüssen den Zucker zusammen mit dem Wasser und dem Essig in einem kleinen Pfännchen schmelzen und leicht braun einkochen. Die Baumnüsse beigeben und kurz mitkochen. Auf ein Backpapier legen und erkalten lassen. Über den Salat streuen.

Trennkost-Tip: Da die Zutaten dieses Salates alle neutral sind, kann man sowohl Brot – passen würde ein feines dunkles Nussbrot – wie auch gekochte Kartoffeln dazu essen.

Kokossuppe mit Erbsen und Limonen Ⓚ

2 EL Sesamöl oder Maiskeimöl
1 Frühlingszwiebel, der weisse und hellgrüne Teil fein gehackt, die grünen Röhrchen in feine Ringe geschnitten
1 rote Chilischote, entkernt und in kleinste Würfelchen geschnitten
150 g Tiefkühlerbsen
150 g Tiefkühlkefen (Zuckerschoten) oder Spinatblätter oder Chinakohl
1 TL Currypulver
400 ml Gemüsebouillon
1 Büchse Kokosmilch (350 ml)
6 Limettenblätter oder Zitronenmelissenblätter
1 Limette, abgeriebene Schale und Saft
Salz, Pfeffer

Das Öl erhitzen und das ganze Gemüse zusammen mit dem Currypulver darin andünsten, mit der Gemüsebouillon und der Kokosmilch ablöschen, die Limettenblätter beigeben und alles 5 Minuten leise köcheln lassen.

Mit Limettenschale, Limettensaft sowie Salz und Pfeffer abschmecken.

Kartoffelküchlein mit Eierschwämmchen an Schnittlauchrahm Ⓚ

Kartoffelküchein:

400 g Kartoffeln, gewaschen und gebürstet

1 kleine Karotte

1 mittelgrosse Zucchini

2 Eigelb

4 EL Vollkornmehl

Salz, Pfeffer

2 EL Öl und 1 TL Butter zum Braten

Eierschwämmchen:

1 Schalotte, fein gehackt

1 Knoblauchzehe, fein gehackt oder durchgepresst

1 EL Maiskeimöl

½ Msp. Currypulver

400 g Eierschwämmchen (Pfifferlinge), gut geputzt, grössere halbiert

100 ml Gemüsebouillon

100 ml Vollrahm oder Sauerrahm

1 Bund Schnittlauch, fein gehackt

Die Kartoffeln, Karotte und Zucchini fein raspeln und sofort gut mit den Eigelben und dem Vollkornmehl vermischen. Mit Salz und Pfeffer abschmecken. In der Öl-Butter-Mischung auf beiden Seiten ausbacken. Achtung: Bei kleiner Hitze backen und nicht zu früh wenden, damit die Kartoffelküchlein innen gut durchgebacken sind.

Die Schalotte und den Knoblauch im heissen Maiskeimöl langsam andünsten, mit dem Currypulver bestäuben, die Eierschwämmchen beigeben und gut durchbraten. Mit der Gemüsebouillon und dem Rahm ablöschen und etwa 10 Minuten leise köcheln lassen. Mit Salz und Pfeffer abschmecken und zuletzt den Schnittlauch beigeben.

Tip: Das Eigelb wäre eigentlich für die Kartoffelküchlein nicht notwendig, aber es gibt ihnen eine schöne Farbe. Statt Karotte und Zucchini können auch andere Gemüse mitgeraspelt werden.

Kartoffelküchlein mit Eierschwämmchen an Schnittlauchrahm

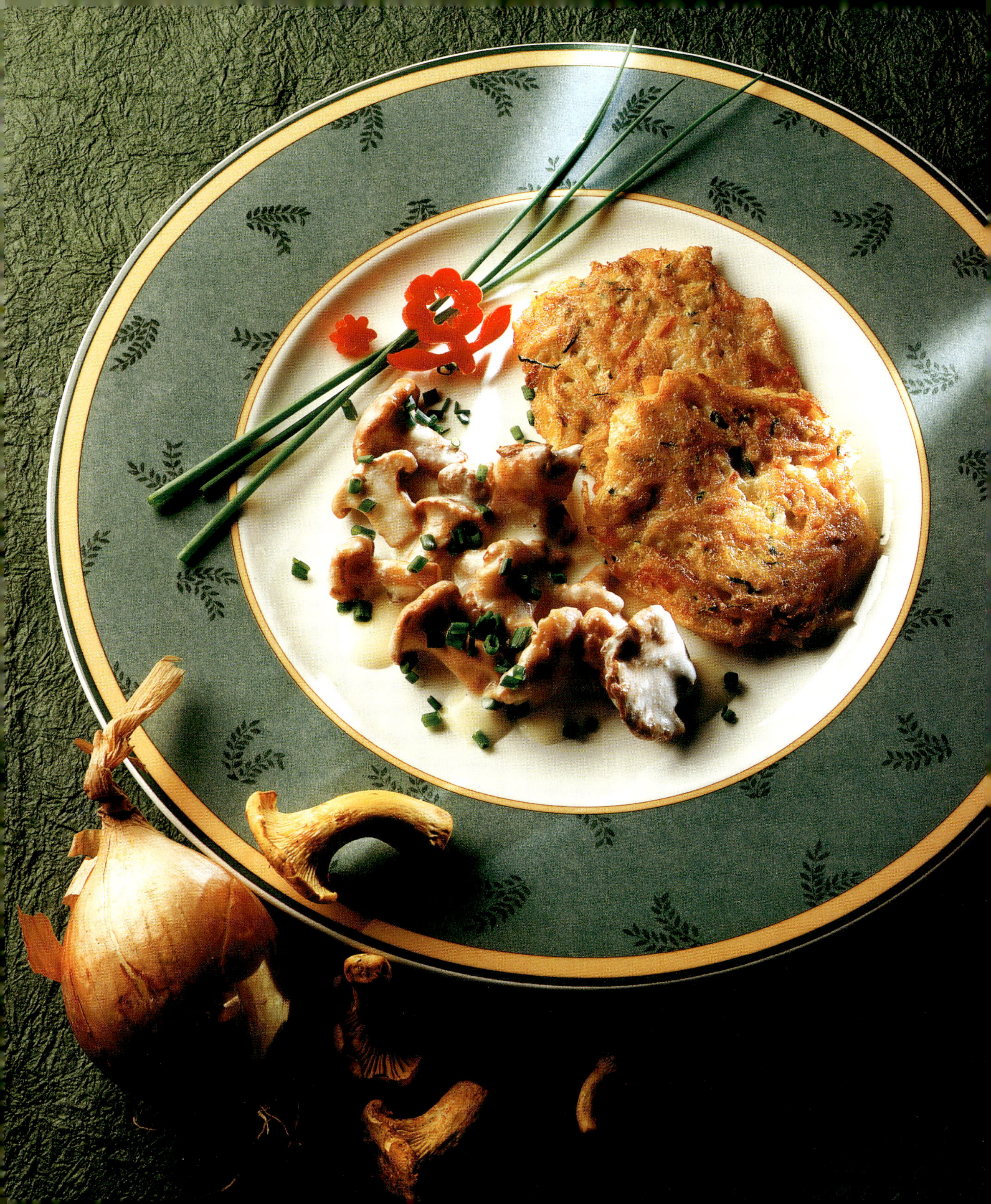

Brunch Ⓚ

- Crostini mit Tomaten und Oliven
- Kleine Käseplatte (aus der Spalte der neutralen Lebensmittel)
- Radieschen
- Heidelbeer-Pistazien-Joghurt

Crostini mit Tomaten und Oliven Ⓚ

4 Tomaten, klein gewürfelt
4 Knoblauchzehen, fein gehackt
2 EL Olivenöl
4 grosse Scheiben Vollkornbrot, halbiert und getoastet
12 Oliven, entsteint und gehackt
1 EL Petersilie, fein gehackt

Die Tomaten und den Knoblauch im Olivenöl kurz dünsten und auf die getoasteten Brotscheiben geben. Die gehackten Oliven mit der Petersilie vermischen und auf den Tomaten verteilen.

Heidelbeer-Pistazien-Joghurt Ⓚ

2 Becher Joghurt nature mit 2 EL Akazienhonig, gehackten Pistazienkernen und 400 g Heidelbeeren mischen und als Dessert servieren.

Gurkensuppe mit Rauchlachs Ⓝ

2 Salatgurken, geschält, entkernt, klein gewürfelt
1 EL Butter
800 g Gemüsebouillon
1 TL Currypulver
weisser Pfeffer
100 g Rauchlachs, in feine Streifchen geschnitten
½ Bund Dill, gehackt

In einem grossen Suppentopf die Gurkenwürfelchen in der Butter leicht anziehen lassen. Mit der Bouillon ablöschen und 6 Minuten auf kleinstem Feuer ziehen lassen.

6 EL Gurkenwürfelchen herausnehmen und beiseite stellen. Den Rest mit dem Mixstab pürieren, mit dem Currypulver und reichlich weissem Pfeffer abschmecken. Die beiseitegestellten Gurkenwürfelchen in die Suppe geben.

Die Suppe in Teller anrichten, mit Rauchlachsstreifchen und Dill garnieren.

Lamm-Gemüse-Eintopf (Rezept Seite 66)

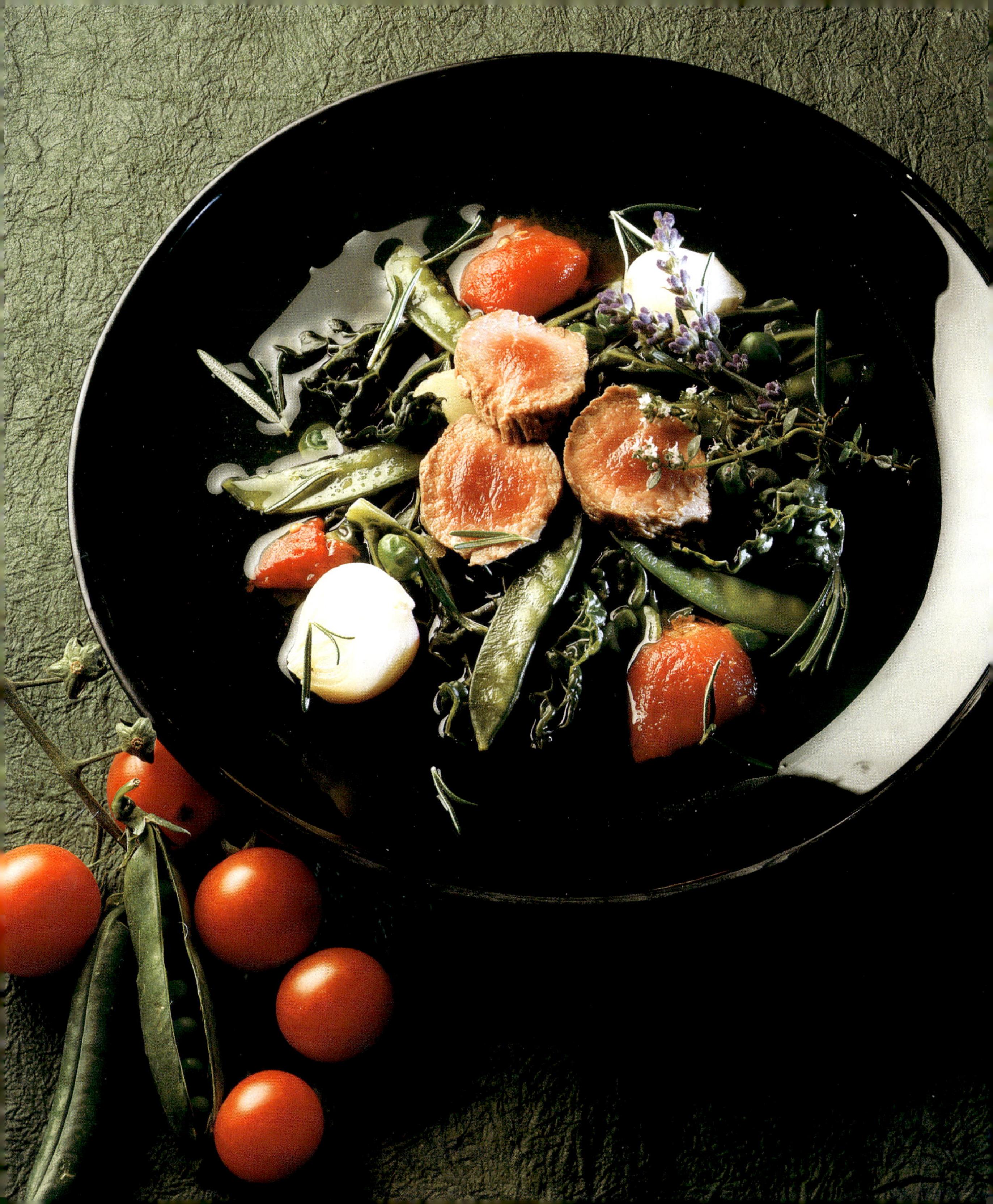

Lamm-Gemüse-Eintopf Ⓔ

400 ml Lammfond (in guten Spezialgeschäften erhältlich) oder 400 ml starke Gemüsebouillon
1 kleiner Wirz (Wirsing), in grobe Stücke geschnitten
4 Schalotten, geschält und halbiert
1 Knoblauchzehe, durchgepresst
1 Zweig Rosmarin
2 Zweige Thymian oder wenig Lavendelblättchen
200 g kleine Kefen (Zuckerschoten), tiefgekühlt oder frisch
100 g Erbsen, tiefgekühlt oder frisch
400–600 g Lammhohrücken oder Lammfilets
2 Tomaten, geschält und geviertelt
Salz, Pfeffer

Den Lammfond oder die Gemüsebouillon mit dem Wirz, den Schalotten, dem Knoblauch, Rosmarin und Thymian zum Kochen bringen und 15 Minuten leise köcheln lassen. Frische Kefen und Erbsen von Anfang an, tiefgekühlte erst nach 15 Minuten beigeben und 5 Minuten mitköcheln lassen.

Dann das Lammfleisch und die Tomaten beigeben und 10 Minuten auf kleinstem Feuer ziehen lassen. Das Fleisch herausnehmen, in Scheiben schneiden und auf Teller verteilen. Zusammen mit dem Gemüse und mit Brühe übergossen servieren.

Tip: Selbstverständlich lässt sich dieses Gericht auch mit anderen Fleischsorten oder mit anderem Gemüse machen. Da es kein Fett enthält, ist es sehr leicht!

Für Vegetarier: Dieses Gericht lässt sich wunderbar auch mit Tofu zubereiten: Den Tofu vorher in Würfel schneiden und in Sojasauce marinieren und erst am Schluss dem fertigen Gemüseeintopf beifügen.

Wochenmenüplan 2

	Mittagessen	Abendessen
Montag	Tofusalat	Gemüsesuppe mit Tomatenpesto Nudeln mit Gemüsesugo und gebratenen Auberginen
Dienstag	Exotischer Karottensalat	Leichte Gemüsesuppe Szegediner Gulasch
Mittwoch	Nudeln mit Cashews und Lauch	Französische Kopfsalatsuppe Ratatouille mit Couscous
Donnerstag	Amerikanischer Pouletsalat	Soupe au pistou Polenta mit Pilzen
Freitag	Zucchini-Quiche mit Kräutern und Sonnenblumenkernen	Knoblauchbohnen mit Gratin dauphinois
Samstag	Gemüseteller mit Thunfischsauce	Pikante Kartoffelsuppe mit Kichererbsen Zitronennudeln mit Ricotta und Spinat
Sonntag	Brunch: Soufflé nach toskanischer Art mit Tomaten Selleriestangen, Käse, evtl. Schinken	Schnelle Tomatencremesuppe Gemüsespiesschen mit Rosmarinkartoffeln

2. Woche: Montag

Tofusalat Ⓔ

2 EL Aceto di Modena oder anderer würziger Rotweinessig
3 EL kalt gepresstes Olivenöl oder Sonnenblumenöl
Kräutersalz, schwarzer Pfeffer, frisch gemahlener Koriander
400 g Tofu, in kleine Würfel geschnitten
1 Salatgurke
1 rote Peperoni (Paprikaschote)
3 Karotten
3 Frühlingszwiebeln
3 EL Baumnüsse (Walnüsse), grob gehackt
15 Blättchen frische Pfefferminze, grob gehackt

Kopfsalat oder anderer Blattsalat

Essig und Öl mit Kräutersalz, Pfeffer und Koriander mischen und die Tofuwürfelchen darin ziehen lassen.

Alle Gemüse klein würfeln, mit den übrigen Zutaten zum Tofu geben und gut durchmischen. Wenn möglich etwas ziehen lassen.

Den Blattsalat auf Tellern auslegen und den Tofusalat darauf anrichten.

Tip: Dieser Tofusalat eignet sich auch ausgezeichnet zum Füllen von Gemüse, z.B. Tomaten oder Peperoni (Paprikaschoten).

Trennkost-Tip: Selbstverständlich könnte man diesen Salat auch mit Käse zubereiten. Tofu ist aber ein pflanzliches Eiweiss, das viel leichter verdaulich ist als Käse.

Gemüsesuppe mit Tomatenpesto Ⓚ

1 Zwiebel
je 1 grosse Kartoffel, Zucchini, rote Peperoni (Paprikaschote), Karotte und 1 Stange Lauch
2 EL Oliven- oder Maiskeimöl

Tomatenpesto:
2 EL Tomatenpüree
4 Knoblauchzehen
1 Bund Basilikum, die Blättchen abgezupft
2 EL Olivenöl
2 EL Pinienkerne
1 EL Parmesan

Salz, schwarzer Pfeffer

Das Gemüse klein würfeln und im Olivenöl andünsten. Mit 1 Liter Wasser ablöschen und auf kleinem Feuer 20 Minuten köcheln lassen.

Die Zutaten zum Tomatenpesto zu einer homogenen Paste pürieren. In die Suppe geben, gut verrühren und mit Salz und Pfeffer abschmecken.

Tip: Für eine dicke Minestrone können auch noch gekochte weisse Bohnen beigegeben werden. Dank dem würzigen Pesto erübrigt es sich, die Suppe stundenlang köcheln zu lassen – es wäre auch schade für die vielen Vitamine!

Trennkost-Tip: Mit der Kartoffel ist dies eine Kohlehydratmahlzeit, wenn man diese weglässt, ist die Suppe neutral und kann auch zu einer Eiweissmahlzeit gegessen werden.

Nudeln mit Gemüsesugo und gebratenen Auberginen
(Rezept Seite 70)

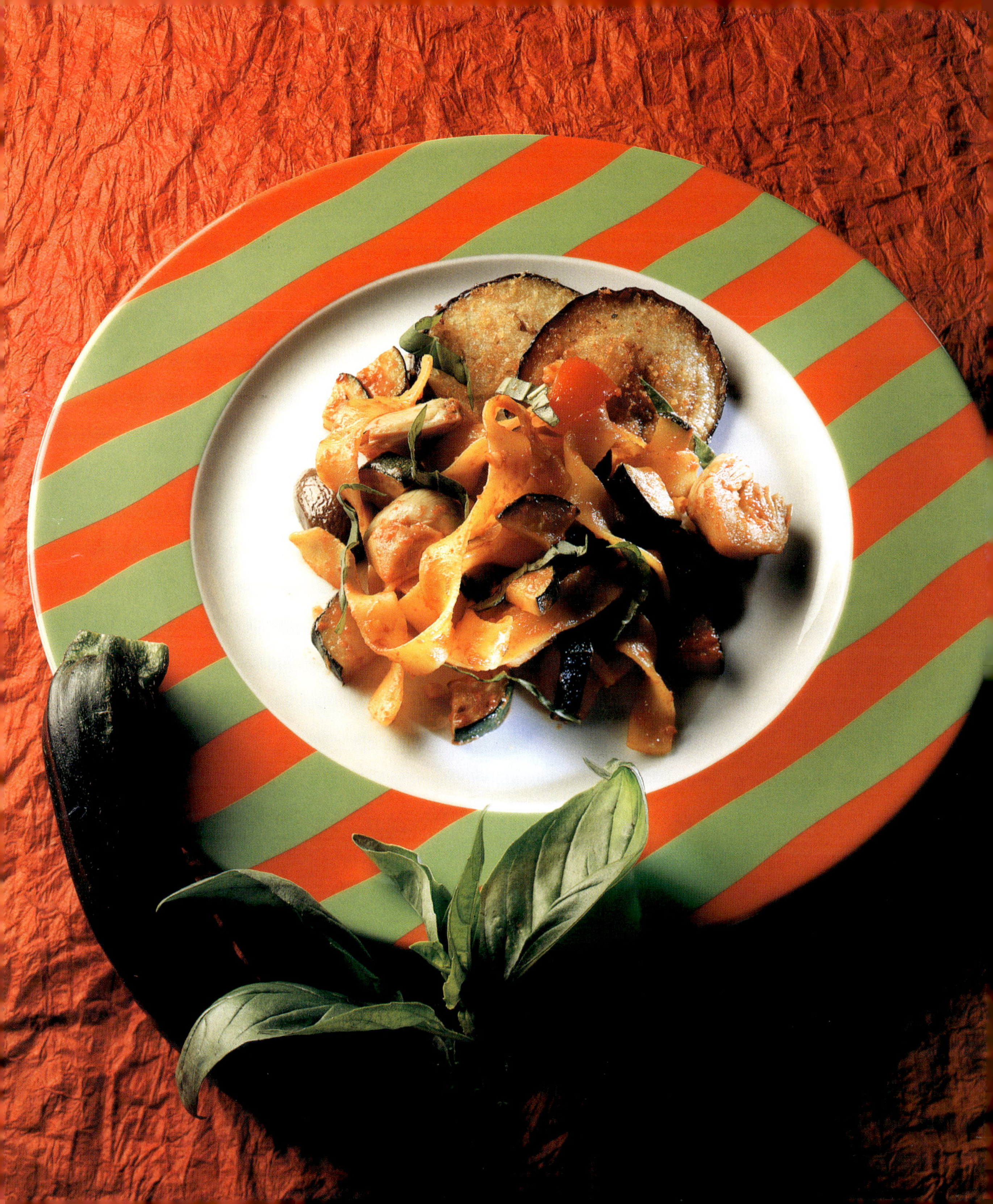

Nudeln mit Gemüsesugo und gebratenen Auberginen Ⓚ

300–400 g Vollkornnudeln oder andere Teigwaren
2 EL Olivenöl
2 kleine Zucchini, gewürfelt
2 grosse Knoblauchzehen, fein gehackt
3–4 Tomaten, gewürfelt
100 ml Weisswein oder Rotwein
1 TL Akazienhonig
200 g kleine Artischocken aus dem Glas, halbiert
100 g Oliven, entsteint, geviertelt
Salz, schwarzer Pfeffer
1 Bund Basilikum, in Streifchen geschnitten

2 Auberginen, in Längsscheiben geschnitten
Salz, Pfeffer, Paniermehl
Öl zum Braten

Die Nudeln in Salzwasser al dente kochen.

Für den Gemüsesugo das Öl in einer grossen Bratpfanne erhitzen und die Zucchiniwürfel darin gut anbraten. Den Knoblauch dazugeben, etwas mitbraten, dann die Tomatenwürfel beifügen und alles mit dem Wein ablöschen. Den Akazienhonig unterrühren und das Gemüse 10–15 Minuten leise köcheln lassen. Die Artischocken und Oliven beigeben und das Gemüse mit Salz und Pfeffer abschmecken. Zuletzt den Basilikum beifügen.

Die Auberginenscheiben salzen und pfeffern und in Paniermehl drücken. In heissem Öl auf beiden Seiten ausbacken.

Exotischer Karottensalat Ⓝ

300 g Karotten
300 g Kohlrabi
1 EL Weissweinessig
1 TL Sojasauce
2 EL Sonnenbumenöl
1 EL Petersilie, fein gehackt
½ TL Ingwer, frisch gerieben

2 EL Kokosflocken

Die Karotten und Kohlrabi mittelfein (wie Selleriesalat) reiben und mit den übrigen Zutaten mischen.

Die Kokosflocken mit wenig Öl in einer Pfanne leicht braun rösten und über den Salat geben.

Tip: Teller mit Blattsalat auslegen, mit etwas zusätzlich angerührter Salatsauce beträufeln und diesen erfrischenden Karottensalat darauf anrichten. Dazu passen Kartoffeln in der Schale oder ein feines Vollkornnussbrot.

Leichte Gemüsesuppe Ⓝ

800 ml Gemüsebouillon
½ Salatgurke, geschält, entkernt und in kleine Würfelchen geschnitten
50 g Erbsen
1 kleiner Salatkopf, gewaschen, in feine Streifchen geschnitten
Pfeffer
1 EL Schnittlauch, fein gehackt

Die Gemüsebouillon aufkochen, die Gurkenwürfelchen und Erbsen beifügen und etwa 3 Minuten darin ziehen lassen. Die Salatstreifchen beifügen, kurz zusammenfallen lassen. Mit Pfeffer abschmecken und mit dem Schnittlauch bestreuen.

Tip: Dies ist eine wunderbar leichte Suppe! Jede Art von Blattsalat eignet sich als Zugabe, z.B. auch Eichblattsalat, Rotkäppchen oder Lollo rosso. Nach Belieben ein paar halbierte Cherrytomaten dazugeben.

Szegediner Gulasch Ⓔ

2 EL Maiskeimöl
600 g Kalbfleisch (Schulter) aus Freilandhaltung, in grosse Würfel geschnitten
3 Zwiebeln, halbiert und längs in Streifen geschnitten
Salz, Pfeffer
1 TL Tomatenpüree
1 EL Paprika, edelsüss
100 ml trockener Weisswein
½ TL Kümmel, wenn möglich im Mörser zerstossen
1 Zweig Majoran
200 ml Rinds- oder Gemüsebouillon
500 g gekochtes Sauerkraut
200 ml Vollrahm
1 Prise Cayennepfeffer

Den Ofen auf 140 Grad vorheizen.

In einer ofenfesten Kasserolle das Öl erhitzen, Kalbfleisch und Zwiebeln beifügen, salzen und pfeffern und gut anbraten.

Das Tomatenpüree und das Paprikapulver beigeben, gut daruntermischen und mit dem Wein ablöschen. Dann den Kümmel, den Majoran und die Bouillon beifügen und das Gulasch zugedeckt 45 Minuten im vorgeheizten Ofen schmoren lassen.

Aus dem Ofen nehmen, den Majoranzweig entfernen, das Sauerkraut zugeben und zugedeckt für weitere 30 Minuten in den Ofen geben.

Den Rahm unterrühren und das Gulasch nochmals mit Salz, Pfeffer und Cayennepfeffer abschmecken.

Tip für Vegetarier: Statt mit Fleisch lässt sich dieses Gericht auch mit grossen Sojaklössen oder mit Tofu zubereiten. Die Sojaklösse werden dazu eingeweicht, gut ausgedrückt und dann wie das Kalbfleisch im Rezept verwendet. Die Schmorzeit im Ofen reduziert sich auf insgesamt 30 Minuten, wobei das Sauerkraut sofort beigefügt wird. Wenn Sie Tofu nehmen, sollte dieser wie üblich zuerst in Sojasauce mariniert werden, dann anbraten und aus der Pfanne nehmen. Anschliessend die Zwiebeln anbraten, die Gewürze, dann das Sauerkraut und den Wein beigeben und 20 Minuten köcheln lassen. Am Schluss den Rahm und ganz wenig Sojasauce oder Hefepaste einrühren und den gebratenen Tofu beifügen.

Trennkost-Tip: Da man zu Sauerkraut mit Eiweiss (Fleisch) zum geschmacklichen Ausgleich keine Kartoffeln essen kann, ist es wichtig, dass das Gericht nicht zu sauer ist. Also unbedingt ein ganz mildes, nicht saures, schon gut gekochtes Sauerkraut verwenden.

Szegediner Gulasch

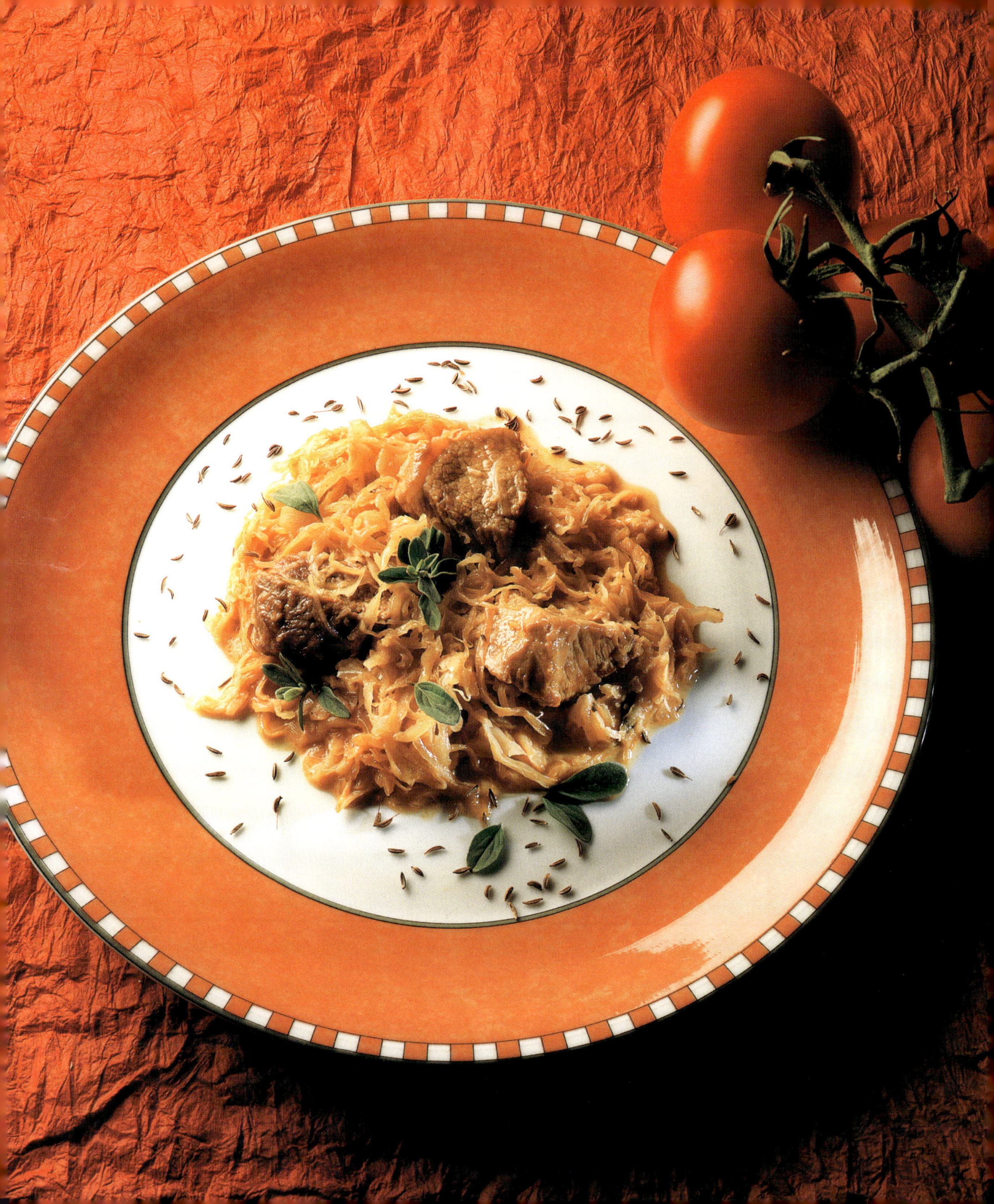

2. Woche: Mittwoch

Nudeln mit Cashews und Lauch Ⓚ

400 g Vollkornnudeln
400 g Lauch, in Streifen geschnitten
3 EL Maiskeimöl
1–2 rote Chilischoten, in Ringe geschnitten
(oder ½ TL Sambal Oelek)
4 Knoblauchzehen, fein gehackt
150 g Cashewkerne, halbiert
1 Bund Petersilie, gehackt
Salz, Pfeffer
etwa 8 Cherrytomaten, halbiert

Die Nudeln in Salzwasser al dente kochen.

Den Lauch über Dampf knackig weich kochen (oder in der Pfanne weich dünsten).

Eine grosse Bratpfanne erhitzen, das Öl beigeben und die Chilischoten, den Knoblauch und die halbierten Cashewkerne darin knusprig braun braten. Den Lauch und die Nudeln beigeben und gut mischen. Die Petersilie dazugeben und mit Salz und Pfeffer nachwürzen. Mit den Cherrytomaten garnieren.

Französische Kopfsalatsuppe Ⓝ

2 EL Maiskeimöl
1 Zwiebel, fein gehackt
2 Kopfsalate, gewaschen und fein geschnitten
evtl. 100 g Spinatblätter, gewaschen und fein geschnitten
1 l Gemüsebouillon
1 Eigelb
3 EL Vollrahm
Salz, Pfeffer
1 Bund Schnittlauch, fein geschnitten

Die Zwiebel im Maiskeimöl sanft dünsten, den geschnittenen Kopfsalat und die Spinatblätter beifügen, kurz mitdünsten, mit der Gemüsebouillon ablöschen und einmal kurz aufkochen lassen.

Das Eigelb und den Rahm in einer Schüssel gut miteinander verklopfen. Etwas Suppe dazugeben und nochmals verrühren. Die Eigelbmischung in die Suppe geben. Nicht mehr kochen lassen! Mit Salz und Pfeffer abschmecken und mit Schnittlauch bestreut anrichten.

Tip: Die Suppe kann auch vor dem Servieren gemixt und als Cremesuppe serviert werden.

Nudeln mit Cashews und Lauch

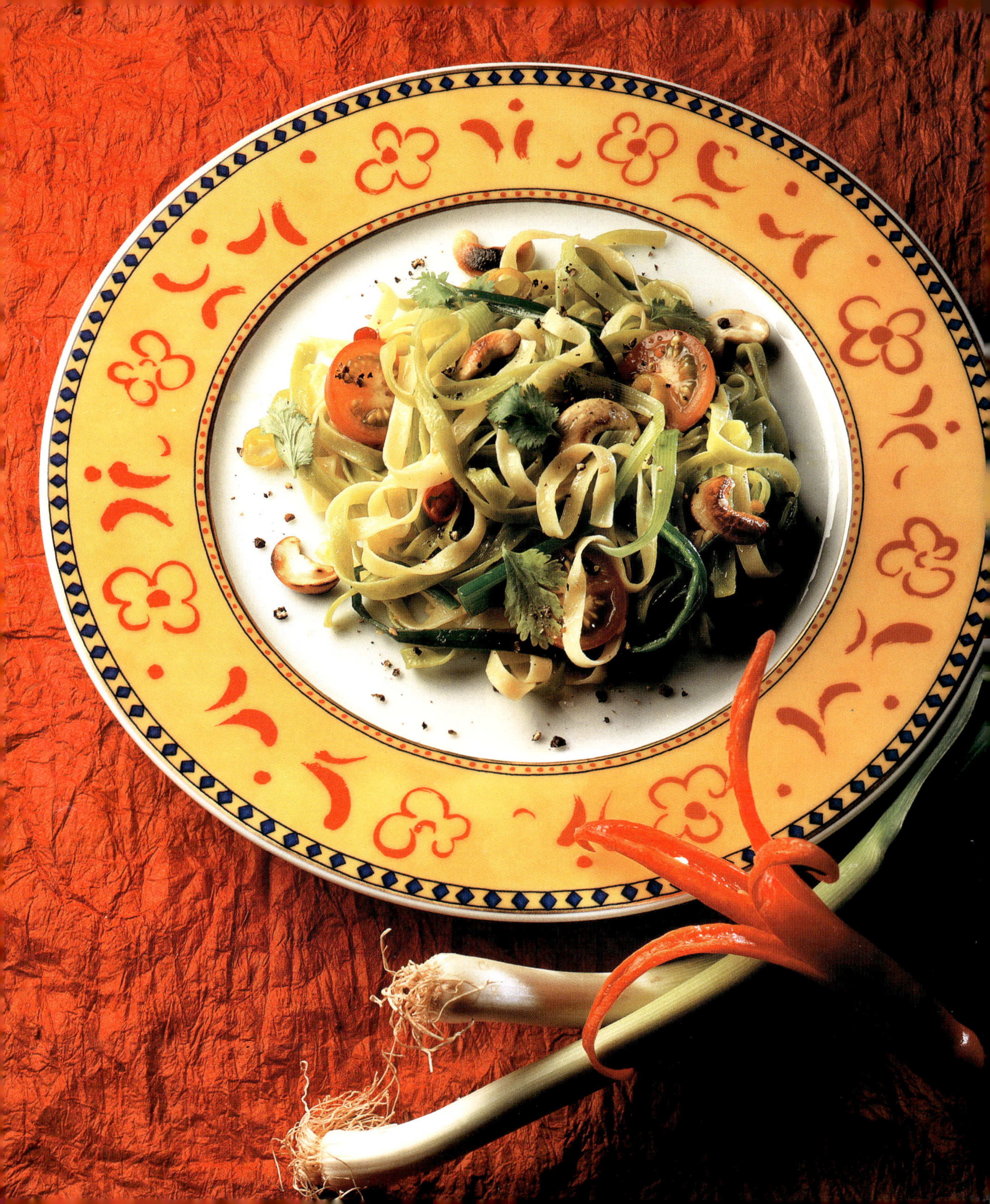

Ratatouille mit Couscous Ⓚ

Ratatouille:
6 EL Olivenöl
3 Zucchini, gewürfelt
2 Auberginen, gewürfelt
4 Knoblauchzehen, grob gehackt
1 Zwiebel, grob geschnitten
1 Peperoni (Paprikaschote), gewürfelt
1 kleine Stange Lauch, fein geschnitten
1 Selleriestange, gewürfelt
4 Tomaten, gewürfelt
Salz, Pfeffer
2 Zweige Rosmarin
3 Salbeiblätter
2 Zweige Thymian

300 g Couscousgriess
2 EL Olivenöl

Den Ofen auf 180 Grad vorheizen.

Die Zucchiniwürfel in 2 EL Olivenöl gut anbraten und in eine Gratinform geben. In weiteren 2 EL Olivenöl die Auberginenwürfel anbraten und ebenfalls in die Gratinform geben. In den restlichen 2 EL Olivenöl Knoblauch, Zwiebel, Peperoni, Lauch und Selleriewürfel anbraten und zum übrigen Gemüse geben. Die Tomatenwürfel beifügen, alles gut mischen und mit Salz und Pfeffer kräftig würzen. Die Kräuterzweiglein hineinstecken und das Gemüse im vorgeheizten Ofen 90 Minuten schmoren, die ersten 60 Minuten zugedeckt, die restlichen 30 Minuten ohne Deckel.

Den Couscousgriess in reichlich Wasser 5 Minuten einweichen, abgiessen und auf einem Küchentuch oder auf mehreren Lagen Küchenpapier gut abtropfen lassen. In eine Schüssel geben und mit dem Olivenöl gut vermischen.

Eine Pfanne mit Siebaufsatz 2 cm hoch mit Wasser füllen, zum Kochen bringen und den Siebaufsatz aufsetzen. Den Couscousgriess darauf verteilen und offen 5 Minuten durchdämpfen. In eine Schüssel geben und mit einer Gabel lockern. Salzen.

Den Couscous als Ring auf einer grossen Platte anrichten, in die Mitte die Ratatouille geben.

Tip: Ratatouille wird im Ofen viel, viel besser als auf dem Herd. Probieren Sie's aus!

Amerikanischer Pouletsalat Ⓔ

200 ml Gemüse- oder Hühnerbouillon
400 g Pouletbrüstchen (oder andere Hühnerteile) aus Freilandhaltung
100 g Mayonnaise (aus dem Reformhaus)
½ TL scharfes Currypulver
Salz, Pfeffer
2 Selleriestangen, klein gewürfelt
100 g Baumnüsse (Walnüsse)
2 Scheiben Ananas, klein gewürfelt
1 Bund Schnittlauch, fein geschnitten

Die Bouillon erhitzen und die Pouletbrüstchen hineingeben, die Hitze sofort zurückschalten und das Fleisch bei milder Hitze 15 Minuten garen. In der Bouillon kalt werden lassen. Herausnehmen und in kleine Stücke schneiden. (Die Bouillon für eine Suppe oder Sauce weiterverwenden, evtl. bis zum Gebrauch tiefkühlen!)

Die Mayonnaise mit dem Currypulver vermischen und mit Salz und Pfeffer kräftig abschmecken. Mit dem Hühnerfleisch und allen übrigen Zutaten mischen und wenn möglich mindestens 10 Minuten ziehen lassen.

Mit einem gemischten Salat servieren.

Soupe au Pistou Ⓚ

200 g weisse Bohnen, über Nacht eingeweicht
100 g dicke Makkaroni
1 l Gemüsebouillon
300 g grüne Bohnen, in 3 cm lange Stücke geschnitten
2 Kartoffeln, in Würfel geschnitten
300 g Tomaten, geschält und in Würfel geschnitten
300 g Zucchini, in Scheiben geschnitten
1 Stange Lauch, in 2 cm lange Stücke geschnitten
Salz, Pfeffer

Pistou:
3–4 Knoblauchzehen
1 Bund Basilikum
2 EL Parmesan, gerieben
4 EL Olivenöl

Die weissen Bohnen in ungesalzenem Wasser knapp weich kochen. Abgiessen. Die Makkaroni 5 Minuten in Salzwasser vorkochen.

Die Gemüsebouillon mit dem kleingeschnittenen Gemüse aufsetzen und dieses darin weich kochen. Die Makkaroni beifügen und mitkochen, bis auch sie weich sind. Mit Salz und Pfeffer abschmecken.

Für den Pistou alle Zutaten im Mörser oder Cutter pürieren.

Die Suppe in Teller anrichten und in die Mitte jeweils einen Klacks Pistou geben.

Polenta mit Pilzen Ⓚ

Polenta:
1½ l Wasser
1 TL Salz
300 g Maisgriess, grob oder fein

3 EL Olivenöl
4 Knoblauchzehen, grob gehackt
200–300 g frische Pilze (Morcheln, Steinpilze, Shiitake), gut geputzt, grob geschnitten
2 Zweige Majoran, Blättchen abgezupft und grob gehackt
1 Msp. Currypulver
100 ml Gemüsebouillon oder Weisswein
Salz, Pfeffer
1 EL frische Butter
2 grosse Schalotten, in Ringe geschnitten
wenig Parmesan

Für die Polenta das Wasser mit dem Salz zum Kochen bringen und den Maisgriess im Sturz beifügen, die Hitze sofort reduzieren und während 3 Minuten ständig gut rühren. Die Polenta 45 Minuten auf kleinstem Feuer zugedeckt und unter gelegentlichem Umrühren weich kochen. (Oder: Nach den ersten 3 Minuten auf dem Herd die Polenta in eine geölte Gratinform geben und bei 140 Grad zugedeckt im Ofen quellen lassen.)

2 EL Olivenöl in einer grossen Bratpfanne erhitzen. Den Knoblauch, die Pilze und den Majoran beifügen und gut durchbraten. Das Currypulver daruntermischen, mit der Gemüsebouillon ablöschen und so lange einkochen, bis fast alle Flüssigkeit verdampft ist. Salzen und pfeffern.

In einer kleinen Bratpfanne den restlichen Esslöffel Olivenöl zusammen mit der Butter erhitzen und die Schalottenringe darin braun braten.

Die Polenta auf Teller anrichten, die Pilze darüber verteilen und mit den gerösteten Schalottenringen und wenig Käse bestreuen.

Tip: Wer die Polenta gerne etwas flüssiger hat, kann dem Wasser etwa 100 ml Rahm beifügen. Dazu Salat oder gedämpftes Gemüse reichen.

Trennkost-Tip: Wenn Parmesan oder ein anderer Hartkäse verwendet wird, gilt: pro Person nicht mehr als 1 TL! Versuchen Sie doch einmal andere Käsesorten aus der Spalte der neutralen Lebensmittel; gut passen würde z.B. zerkrümelter Feta oder Gorgonzola mit Masacarpone (bei diesen darf es etwas mehr sein). Da Gorgonzola mit Mascarpone sehr fett ist, sollten die Pilze in diesem Fall mit weniger Öl zubereitet werden.

Polenta mit Pilzen

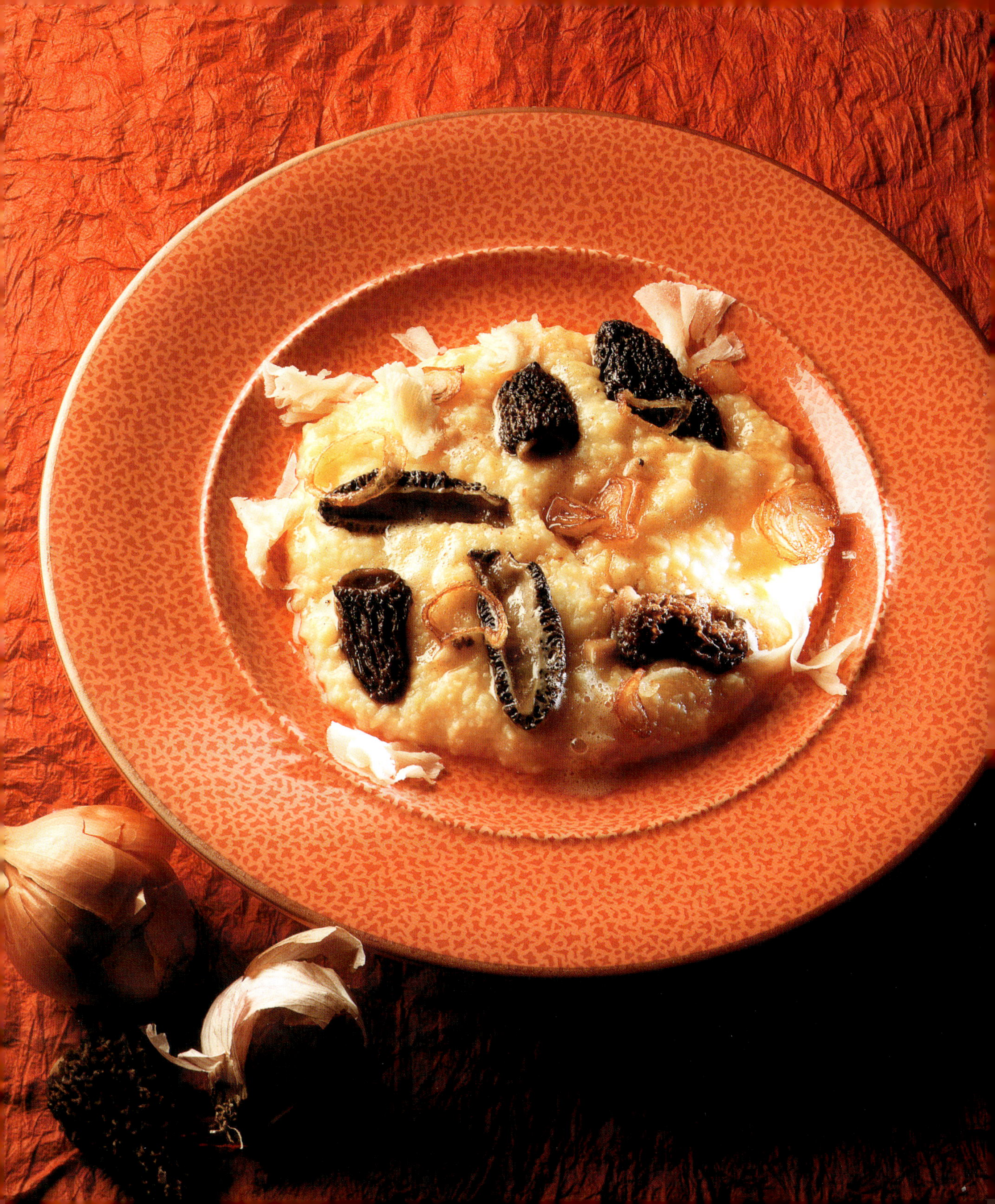

2. Woche: Freitag

Zucchini-Quiche mit Kräutern und Sonnenblumenkernen Ⓚ

Für ein grosses viereckiges Blech

500 g Vollkorn-Blätterteig (Reformhaus)
oder Vollkorn-Kuchenteig
4 Eigelb
300 ml Sauerrahm
1 Knoblauchzehe, durchgepresst
2 TL Maisstärke (Maizena)
Salz, Pfeffer, viel Muskatnuss
750 g–1 kg Zucchini, in Scheiben geschnitten
2 Bund Basilikum, in feine Streifchen geschnitten
2 Bund Schnittlauch, fein geschnitten
ca. 100 g Sonnenblumenkerne

Das Blech etwas ausbuttern und mit dem ausgewallten Blätterteig belegen. Gut einstechen.

Den Ofen auf 200 Grad vorheizen.

Für den Guss die Eigelbe mit dem Sauerrahm, dem Knoblauch und Maisstärke gut mixen und mit Salz, Pfeffer und Muskatnuss kräftig würzen. Der Guss darf etwas überwürzt sein, da das Gemüse nicht gewürzt wird.

Den Teig mit 2 Lagen Zucchinischeiben belegen, etwas Guss darüber verteilen und mit den Kräutern bestreuen, dann erneut Zucchini, Guss und Kräuter darübergeben usw.

Den Kuchen 20 Minuten backen, dann mit den Sonnenblumenkernen bestreuen und nochmals 10 Minuten weiterbacken.

Tip: Statt Sonnenblumenkernen passen auch alle anderen Kerne, z.B. Kürbis-, Leinsamen-, Pinienkerne – oder wie wär's mit einer Mischung davon?

Trennkost-Tip: Wir verwenden bei diesem Ⓚ-Rezept keinen Käse, dafür muss der Guss rassig gewürzt werden. Der Guss kann aber auch mit allen Käsesorten aus der Spalte der neutralen Lebensmittel abgewandelt werden, z.B. mit Kräuterboursin oder etwas fein gehacktem Feta.

Zucchini-Quiche mit Kräutern und Sonnenblumenkernen

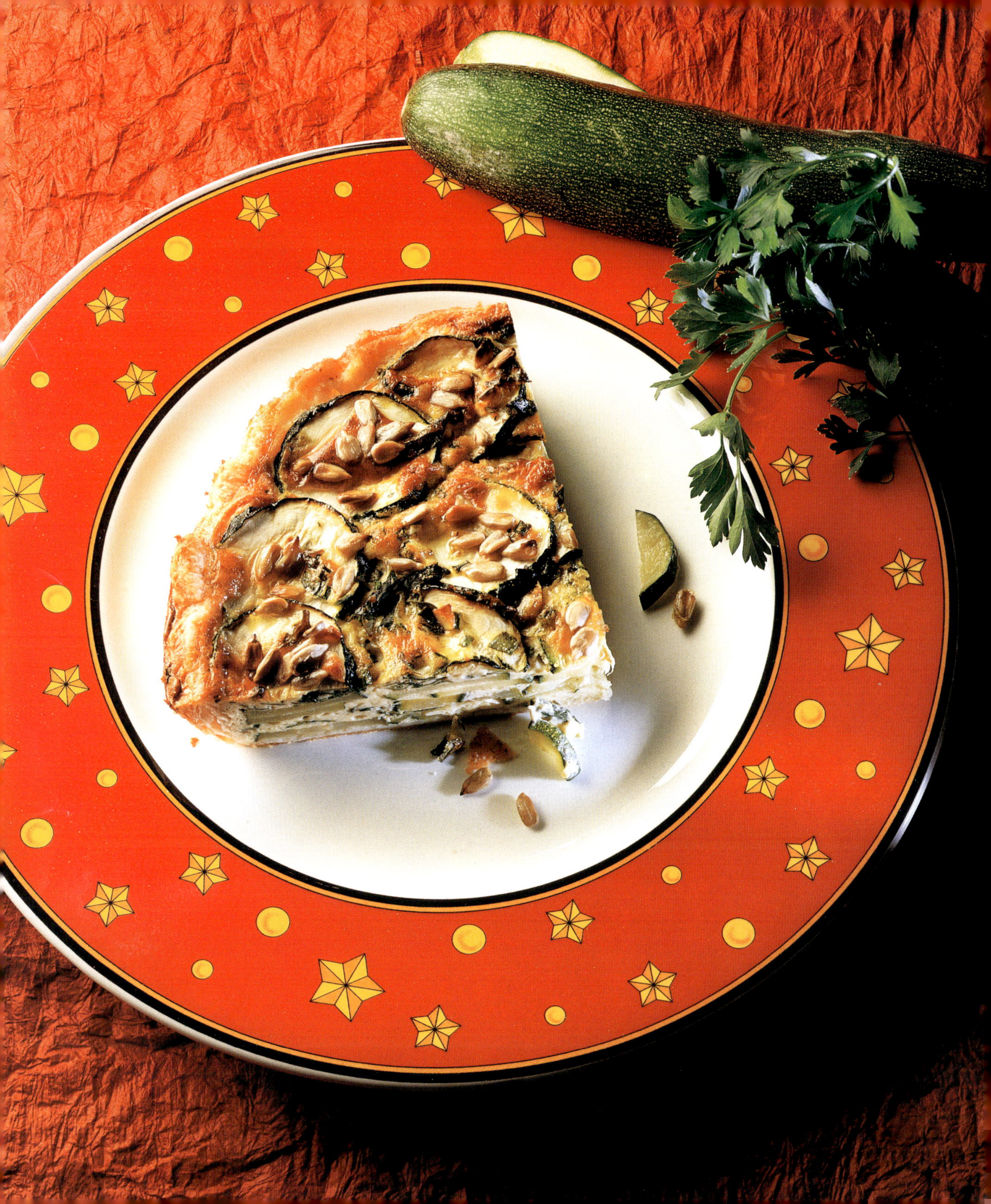

Knoblauchbohnen mit Gratin dauphinois Ⓚ

Gratin dauphinois:
1 kg Kartoffeln
Salz, Pfeffer, Muskatnuss
400 ml Wasser und 200 ml Vollrahm
2 EL geriebener Greyerzer

700–800 g grüne Bohnen
4 EL Olivenöl
5 Knoblauchzehen, fein gehackt
4 Zweiglein Bohnenkraut, die Blättchen abgezupft und gehackt
1 EL Petersilie, fein gehackt
4 EL Paniermehl aus Vollkornbrot
1 EL Butter
Salz, Pfeffer

Für den Gratin dauphinois den Ofen auf 180 Grad vorheizen. Die Kartoffeln bürsten und in Scheiben schneiden. In eine gebutterte Gratinform geben und mit 1 TL Salz, Pfeffer und Muskatnuss bestreuen. Mit beiden Händen gut mischen, damit die Gewürze gut verteilt werden. Das Wasser mit dem Rahm mischen und über die Kartoffeln giessen. Zugedeckt 60 Minuten im vorgeheizten Ofen backen. Den Deckel wegnehmen, den Gratin mit dem geriebenen Greyerzer bestreuen und weitere 20 Minuten backen.

Die Bohnen über Dampf weich garen. Dann in einer grossen Pfanne das Olivenöl erhitzen, den Knoblauch, die Kräuter und das Paniermehl beifügen und knusprig braten. Die Butter dazugeben, dann die gekochten Bohnen und alles gut miteinander mischen. Mit Salz und Pfeffer abschmecken.

Tip: Fein sind diese Bohnen auch, wenn man ein paar Tomatenwürfelchen mitbrät.

Gemüseteller mit Thunfischsauce Ⓔ

1 kg Gemüse, z.B. Zucchini, grüne Bohnen, Karotten, in lange Streifen geschnitten

Sauce:
1 kleine Dose Thunfisch (in Olivenöl eingelegten gründlich abtropfen lassen oder in Meerwasser eingelegten verwenden)
1 kleiner Kräuterboursin
100 ml Sauermilch oder Joghurt, möglichst fettarm
Salz, Pfeffer
1 EL Kapern, nach Belieben

Das Gemüse über Dampf knackig weich kochen oder weich dünsten.

Alle Zutaten zur Sauce ausser den Kapern und den Gewürzen im Mixer zu einer weichen, samtigen Sauce pürieren. Mit Salz und Pfeffer abschmecken.

Das Gemüse auf einer Platte oder auf Tellern hübsch anrichten und mit der Sauce überziehen. Die Kapern am Schluss darüberstreuen.

Tip: Die Zucchiniblüte auf dem Bild Seite 85 wurde mit Thunfisch-Boursin-Mischung (ohne Sauermilch!) gefüllt; die Masse ist dann fest und eignet sich wunderbar zum Füllen (z.B. auch von Tomaten oder Selleriestangen). Der Gemüseteller kann warm, lauwarm oder kalt gegessen werden.

Für Vegetarier: Die Sauce nur mit Kräuterkäse und Joghurt zubereiten und nach Belieben noch Knoblauch und Kräuter beifügen.

Für Allergiker: Käse und Joghurt durch Tofu und Tofurahm ersetzen. Gut mixen und mit Knoblauch und Kräutern würzen.

Trennkost-Tip: Die Verwendung von Thunfisch macht diesen Gemüseteller zu einem Eiweissgericht. Wenn man ihn weglässt, ist es ein neutrales Gericht, zu dem auch Kohlehydrate, z.B. Kartoffeln oder Brot, gegessen werden können.

Pikante Kartoffelsuppe mit Kichererbsen Ⓚ

1 Zwiebel, fein gehackt
2 Knoblauchzehen, durchgepresst
2 EL Olivenöl
1 TL Kreuzkümmelpulver
400 g Kartoffeln, in kleine Würfel geschnitten
100 g Kichererbsen, gekocht
3 Tomaten, enthäutet und gewürfelt
1 Briefchen Safranpulver
1 rote Chilischote, in Ringe geschnitten
1 l Gemüsebouillon
Salz, Pfeffer
1 EL Petersilie, fein gehackt
1 EL frischer Koriander, fein gehackt

Zwiebel und Knoblauch im Olivenöl andünsten, das Kreuzkümmelpulver darüberstreuen, gut mischen, dann die Kartoffelwürfelchen, die Kichererbsen und Tomatenwürfel dazugeben und alles gut andünsten. Das Safranpulver darüberstreuen, die Chiliringe beifügen und mit der Gemüsebouillon ablöschen. 20 Minuten köcheln lassen.

Wenn die Kartoffeln weich sind, mit Salz und Pfeffer abschmecken und die frischen Kräuter daruntermischen.

Zitronennudeln mit Ricotta und Spinat Ⓚ

100 ml Gemüsebouillon
100 ml Vollrahm
200 g Ricotta
1 TL Hefepaste
1 Knoblauchzehe, durchgepresst
200 g Champignons, blättrig geschnitten
Salz, weisser Pfeffer
2 Zitronen, abgeriebene Schale
300 g Vollkornnudeln
250 g Blattspinat, gewaschen
12 Basilikumblättchen, in Streifchen geschnitten

Die Gemüsebouillon mit dem Rahm und dem Ricotta mixen und in einen Topf geben. Die Hefepaste und den Knoblauch beifügen, aufkochen und die Champignons hineingeben. Salzen, pfeffern, die Zitronenschale beifügen und auf kleinstem Feuer köcheln lassen.

Die Vollkornnudeln im sprudelnden Salzwasser al dente kochen, in der letzten Minute noch den Blattspinat beifügen, nochmals aufwallen lassen und dann alles zusammen abschütten. In eine Schüssel geben und mit der Sauce vermischen. Mit Basilikumblättchen bestreuen.

Gemüseteller mit Thunfischsauce (Rezept Seite 83)

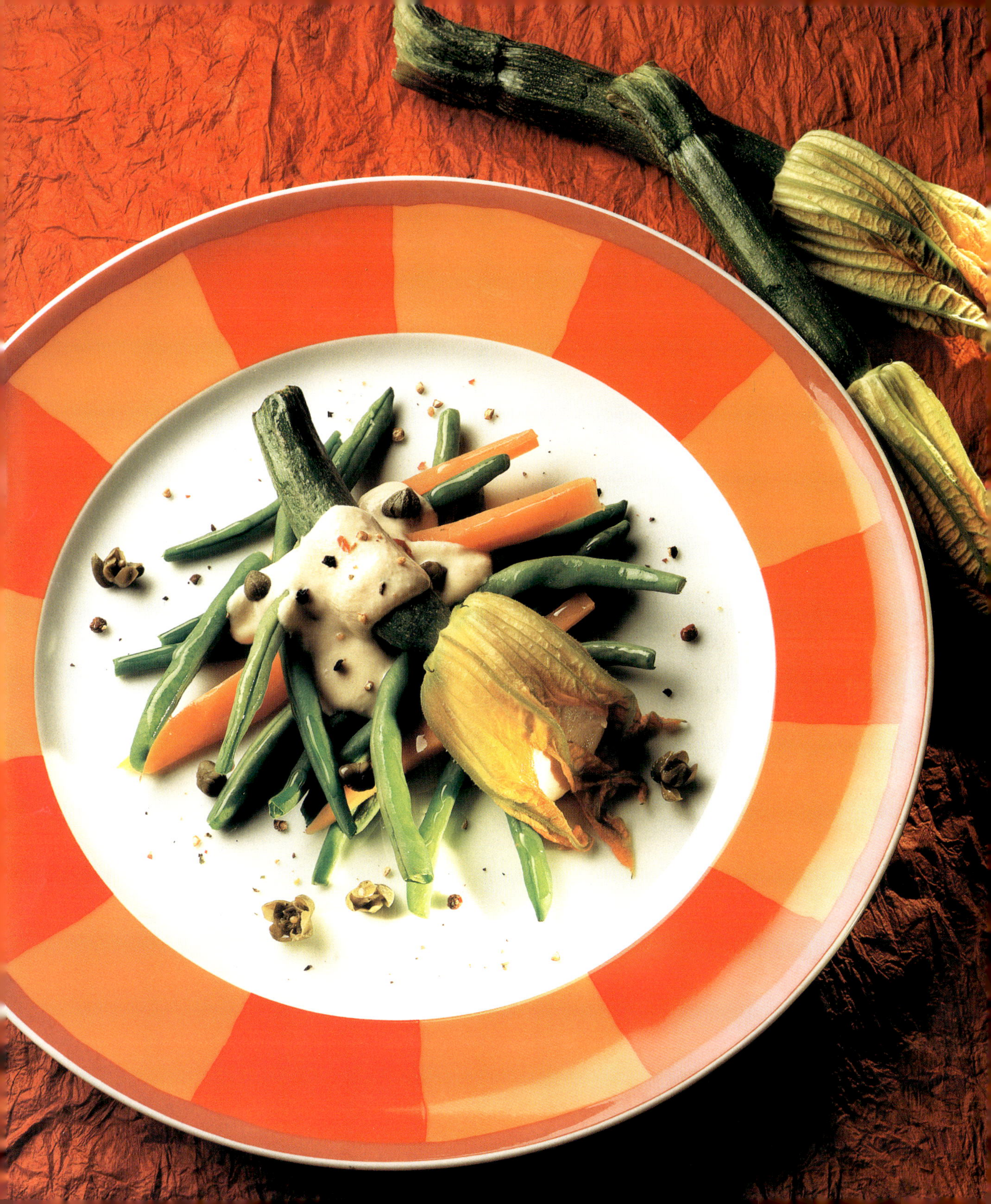

Brunch

Soufflé nach toskanischer Art Ⓔ

300 ml Rahm
5 Eier
½ Peperoni (Paprikaschote), in feine Würfelchen geschnitten
1 Bund Basilikum, in feine Streifchen geschnitten
2 EL Parmesan
Salz, Pfeffer, Paprika
½ TL Olivenöl

Den Ofen auf 220–250 Grad vorheizen.

Den Rahm und die Eier mit dem Schneebesen gut verklopfen, die Peperoniwürfelchen, den Basilikum und den Parmesan beigeben und mit Salz, Pfeffer und Paprika rassig abschmecken.

Soufflléförmchen mit Olivenöl ausstreichen und die Masse bis an den oberen Rand einfüllen. Im vorgeheizten Ofen 10–12 Minuten aufgehen lassen. Sofort servieren.

Dazu passen: Tomaten, Selleriestangen, Radieschen, evtl. wenig Käse und Schinken.

Schnelle Tomatencremesuppe Ⓝ

500 g Tomaten, geschält
500 ml Gemüsebouillon
150 ml Vollrahm
Salz, Pfeffer, Paprika
1 Bund Schnittlauch oder Basilikum, fein geschnitten

Die Tomaten mit der Gemüsebouillon mixen und dann in einem Topf zum Kochen bringen. Den Rahm beifügen und die Suppe mit Salz, Pfeffer und Paprika abschmecken. Mit Schnittlauch bestreut servieren.

Tip: Statt frischen Tomaten können – wenn's eilt – ausnahmsweise auch einmal Dosentomaten (Pelati) verwendet werden.

Gemüsespiesschen mit Rosmarinkartoffeln
(Rezept Seite 88)

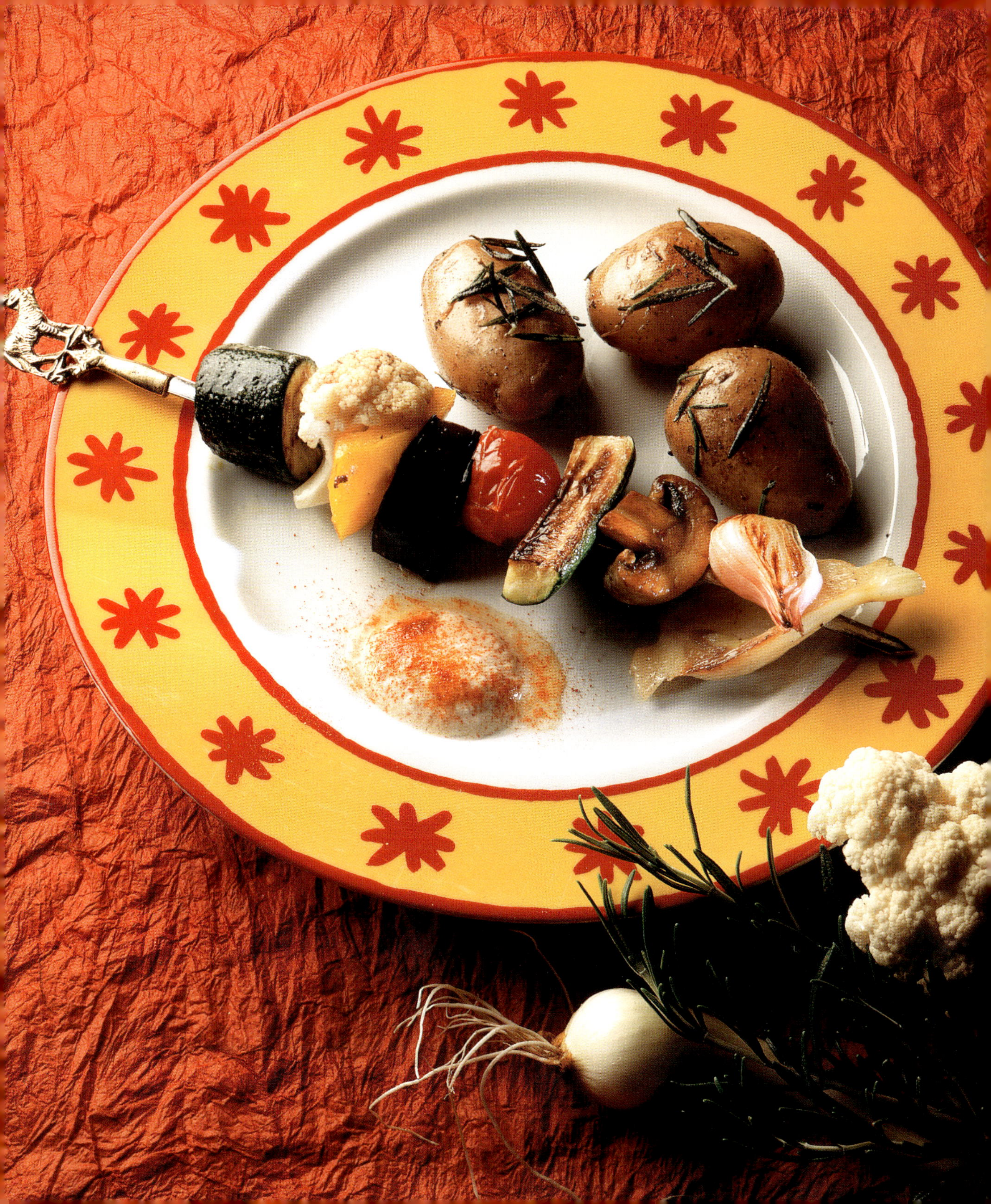

Gemüsespiesschen mit Rosmarinkartoffeln Ⓚ

1 kg kleine Kartoffeln (Frühsorten), gebürstet
1 kg Gemüse, z.B. Blumenkohl, Zucchini, grosse Champignons, Fenchelscheiben, Cherrytomaten, Peperoni (Paprikaschoten)
4 EL Olivenöl
Salz, Pfeffer
1 Zweig Rosmarin, Blättchen abgezupft
4 EL Olivenöl

Kerbel-Gorgonzola-Sauce:
1 EL Butter
1 Schalotte oder Zwiebel, ganz fein gehackt
200 ml Gemüsebouillon
100 g Gorgonzola-Mascarpone
100 ml Rahm
2 Bund Kerbel, Blättchen abgezupft
2 EL Noilly-Prat (Wermut)
Salz, Pfeffer

Die Kartoffeln in der Schale weich kochen.

Das Gemüse in grosse Stücke schneiden und über Dampf ganz knapp weich kochen. Auf Spiesschen stecken, mit Olivenöl bepinseln, salzen und pfeffern. Auf dem Grill oder in der Pfanne braten.

Die Kartoffeln zusammen mit den Rosmarinblättchen im Olivenöl knusprig braun braten, salzen und pfeffern.

Für die Sauce die Zwiebel in der Butter weich dünsten, die Gemüsebouillon, den Gorgonzola-Mascarpone und den Rahm beifügen und erhitzen. Sofort vom Feuer nehmen und mit den Kerbelblättchen mixen. Zurück in die Pfanne geben und mit Noilly Prat sowie Salz und Pfeffer abschmecken.

Wochenmenüplan 3

	Mittagessen	Abendessen
Montag	Baked Potatoes mit vier Saucen	Kürbissuppe Curryreis mit gedämpftem Chicorée und Joghurtsauce
Dienstag	Gebratenes Fischfilet mit Lauch und Oliven	Broccolisuppe Majoran-Kartoffeln mit Karotten an Senfsauce
Mittwoch	Eisalat	Kartoffelsuppe mit Gurken und Dill Gemüse-Pizza
Donnerstag	Kruskaküchlein mit Salat	Peperonicremesuppe Grillierte Lammkoteletts mit Rotkraut
Freitag	Bunter Gerstensalat	Sauerampfersuppe Spaghetti mit Broccoli und Sardellen- Knoblauchsauce
Samstag	Tabbouleh mit Feta	Lauch-Consommé Riesencrevetten mit gratiniertem Zitronen-Fenchel
Sonntag	Brunch: Buchweizen-Blini mit Rauchlachs und Sauerrahm-Remoulade Gemüsestengelchen	Karottencremesuppe Exotischer Würzreis mit Bananen und Koriandersauce

Baked Potatoes mit vier Saucen Ⓚ

4–8 Kartoffeln

Dillsauce:
1 TL Senf
1 TL Apfel- oder Sherryessig
2 EL Dill, fein geschnitten
100 ml Nordische Sauermilch

Kerbel-Gorgonzola-Sauce:
2 Bund Kerbel
100 g Gorgonzola-Mascarpone
100 ml Gemüsebouillon
100 ml Nordische Sauermilch

Meerrettich-Apfel-Sauce:
1 kleiner süsser Apfel
50 g geriebener Meerrettich (frisch oder aus dem Glas)
1 Becher Nordische Sauermilch
1 EL Schnittlauch, fein geschnitten

Avocadosauce:
1 Avocado
1 TL Zitronensaft
1 Msp. Currypulver
100 ml Magerjoghurt
3 EL Olivenöl
1 TL Sambal Oelek (oder eine kleine gehackte Chilischote)

Salz, Pfeffer

Die Kartoffeln in Alufolie einpacken und im auf 180 Grad vorgeheizten Ofen backen (je nach Grösse ca. 1 Stunde).

Für die Dillsauce alle Zutaten mischen und mit Salz und Pfeffer abschmecken.

Für die Kerbel-Gorgonzola-Sauce den Kerbel mit dem Gorgonzola und der Gemüsebouillon mixen, die Nordische Sauermilch daruntermischen und mit Salz und Pfeffer abschmecken.

Für die Meerrettich-Apfel-Sauce den Apfel im Cutter grob hacken oder auf der Bircherraffel reiben. Mit den übrigen Zutaten mischen und mit Salz und Pfeffer abschmecken.

Für die Avocadosauce das Avocadofleisch pürieren und mit den übrigen Zutaten vermischen. Mit Salz und Pfeffer abschmecken.

Dazu einen grossen gemischten Salat servieren.

Curryreis mit gedämpftem Chicorée und Joghurtsauce (Rezept Seite 92)

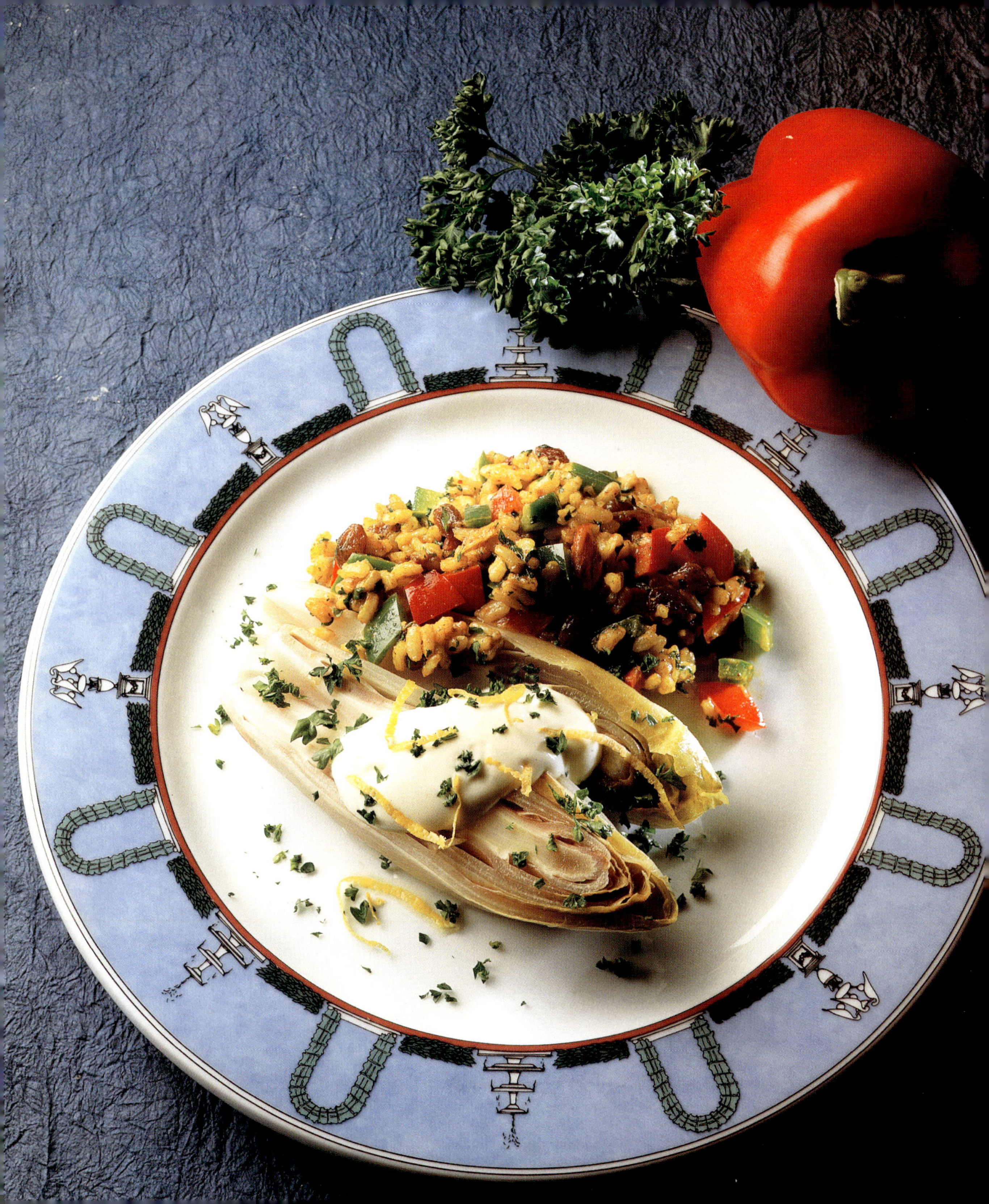

Kürbissuppe Ⓝ

500–700 g Kürbis, geschält, entkernt, gewürfelt
1 EL Maiskeimöl
600 ml Gemüsebouillon
2–3 EL Sherry
100 ml Rahm, leicht geschlagen
Salz, Pfeffer, Muskatnuss
2 EL Butter
1 EL Kürbiskerne
1 Stück Vollkornbrot, klein gewürfelt

Die Kürbiswürfel im heissen Öl etwas andünsten, dann mit der Gemüsebouillon ablöschen und weich köcheln.

Die Suppe mixen, den Sherry und den leicht geschlagenen Rahm darunterziehen und gut mit Salz, Pfeffer und Muskatnuss würzen.

Die Kürbiskerne und die Brotwürfel in der Butter knusprig rösten und über die Suppe streuen.

Curryreis mit gedämpftem Chicorée und Joghurtsauce Ⓚ

300 g Vollkornreis
2 EL Butter oder Maiskeimöl
je ½ rote und grüne Peperoni (Paprikaschote), ganz klein gewürfelt
je 50 g Sultaninen und Korinthen, eingeweicht und gut abgetropft
50 g Mandelsplitter
1–2 EL Currypulver (je nach gewünschter Schärfe)
Salz, Pfeffer
½ Bund Petersilie (oder Koriander), fein gehackt
4–8 Chicoréestangen, längs halbiert
etwas Zitronensaft

Sauce:
200 ml Joghurt nature oder Nordische Sauermilch
etwas abgeriebene Zitronenschale
Salz, Pfeffer

Den Reis waschen und in ½ l Wasser im Dampfkochtopf 15 Minuten weich kochen.

In einer grossen Pfanne (evtl. im Wok) die Butter oder das Maiskeimöl erhitzen und darin die Peperoni mit den Sultaninen, Korinthen, Mandelsplittern und dem Currypulver gut durchdünsten. Den Reis beifügen, gut daruntermischen und mit Salz und Pfeffer würzen.

Die Chicoréehälften auf ein Dämpfsieb geben, mit etwas Zitronensaft beträufeln und knapp weich kochen. Nach Belieben etwas salzen.

Für die Sauce alle Zutaten miteinander verrühren, bis der Joghurt etwas flüssiger geworden ist.

Die Chicoréehälften mit der Joghurtsauce und dem Curryreis anrichten und mit der Petersilie bestreuen.

Tip: Es gibt viele Leute, die Peperoni (Paprikaschoten) nicht gut vertragen. Schade, denn sie enthalten sehr viel Vitamin C und sind damit äusserst gesund. Die Peperoni sind viel besser verträglich, wenn man sie (mit dem Sparschäler) schält. Ausprobieren lohnt sich auf jeden Fall, denn sie geben durch ihre wunderbaren Farben jedem Gericht einen fröhlichen Aspekt!

Gebratenes Fischfilet mit Lauch und Oliven Ⓔ

800 g kleine grüne Lauchstangen
(oder anderes grünes Gemüse)
400–600 g Fischfilets, gewaschen, trockengetupft
Salz, Pfeffer
4 EL Sesam, geschält
2 EL getrocknete Provence-Kräuter
2 EL Maiskeimöl und 1 TL Butter
400 g Tomaten, geschält
2 EL Tomatenpüree
½ TL Akazienhonig oder Vollrohrzucker
½ TL roter Weinessig oder Aceto di Modena
3 EL Olivenöl
10 schwarze Oliven, entsteint und grob gehackt
Estragon oder Petersilie, grob gehackt

Den Lauch über Dampf weich kochen.

Die Fischfilets salzen und pfeffern. Den Sesam und die Provence-Kräuter mischen und die Fischfilets damit panieren. Die Fischfilets in der Öl-Butter-Mischung auf beiden Seiten knusprig braten.

Die Tomaten mit dem Tomatenpüree mixen und in einem kleinen Pfännchen erwärmen. Mit Honig, Essig, Salz, Pfeffer und 1 EL Olivenöl abschmecken.

Die restlichen 2 EL Olivenöl erhitzen und die Oliven und die Kräuter darin kurz braten.

Auf Tellern mit der Tomatensauce einen Saucenspiegel machen, darauf den Lauch und die Fischfilets legen und mit den gebratenen Kräutern und Oliven bestreuen.

Für Vegetarier: Fischfilets durch Tofuscheiben ersetzen. Diese erst in Sojasauce marinieren, dann panieren und braten.

Broccolisuppe Ⓝ

300 g Broccoli
1 EL Butter
2 EL Vollkornmehl
200 ml Sauerrahm oder Nordische Sauermilch
1 EL Whisky
Salz, Pfeffer

Den Broccoli in 600 ml Wasser weich kochen. Durch ein Sieb abgiessen, die Brühe aufbewahren. Den Broccoli fein hacken (oder alles zusammen mit dem Mixstab pürieren).

Das Mehl in der Butter leicht anrösten, mit der Brühe ablöschen, den gehackten Broccoli beigeben, dann den Sauerrahm und den Whisky einrühren. Mit Salz und Pfeffer abschmecken.

Majoran-Kartoffeln mit Karotten an Senfsauce Ⓚ

1 kg Kartoffeln, gewaschen und gebürstet, grob gewürfelt
500 g Karotten, geschält, kleinere Karotten ganz lassen, grössere in dicke grosse Stäbchen geschnitten
2 getrocknete Tomaten, klein gewürfelt
1 Knoblauchzehe, grob gehackt
½ Bund Majoran, grob gehackt
3 EL Maiskeimöl oder Olivenöl

Senfsauce:
100 ml Vollrahm
100 ml Nordische Sauermilch
100 ml Gemüsebouillon
2 TL Senfkörner, hell oder schwarz
1 TL Zitronensaft
Salz, weisser Pfeffer

Die Kartoffeln und Karotten zusammen über Dampf knapp weich kochen. Die Kartoffeln herausnehmen (die Karotten warm halten) und zusammen mit den Tomaten, dem Knoblauch und der Hälfte des Majorans im Öl knusprig braten.

Den Rest des Majorans beim Anrichten über die Kartoffeln streuen.

Für die Sauce den Rahm zusammen mit der Nordischen Sauermilch, der Gemüsebouillon und den Senfkörnern leicht einkochen. Mit Zitronensaft, Salz und Pfeffer würzen. Die Sauce zu den Karotten servieren.

Majoran-Kartoffeln mit Karotten an Senfsauce

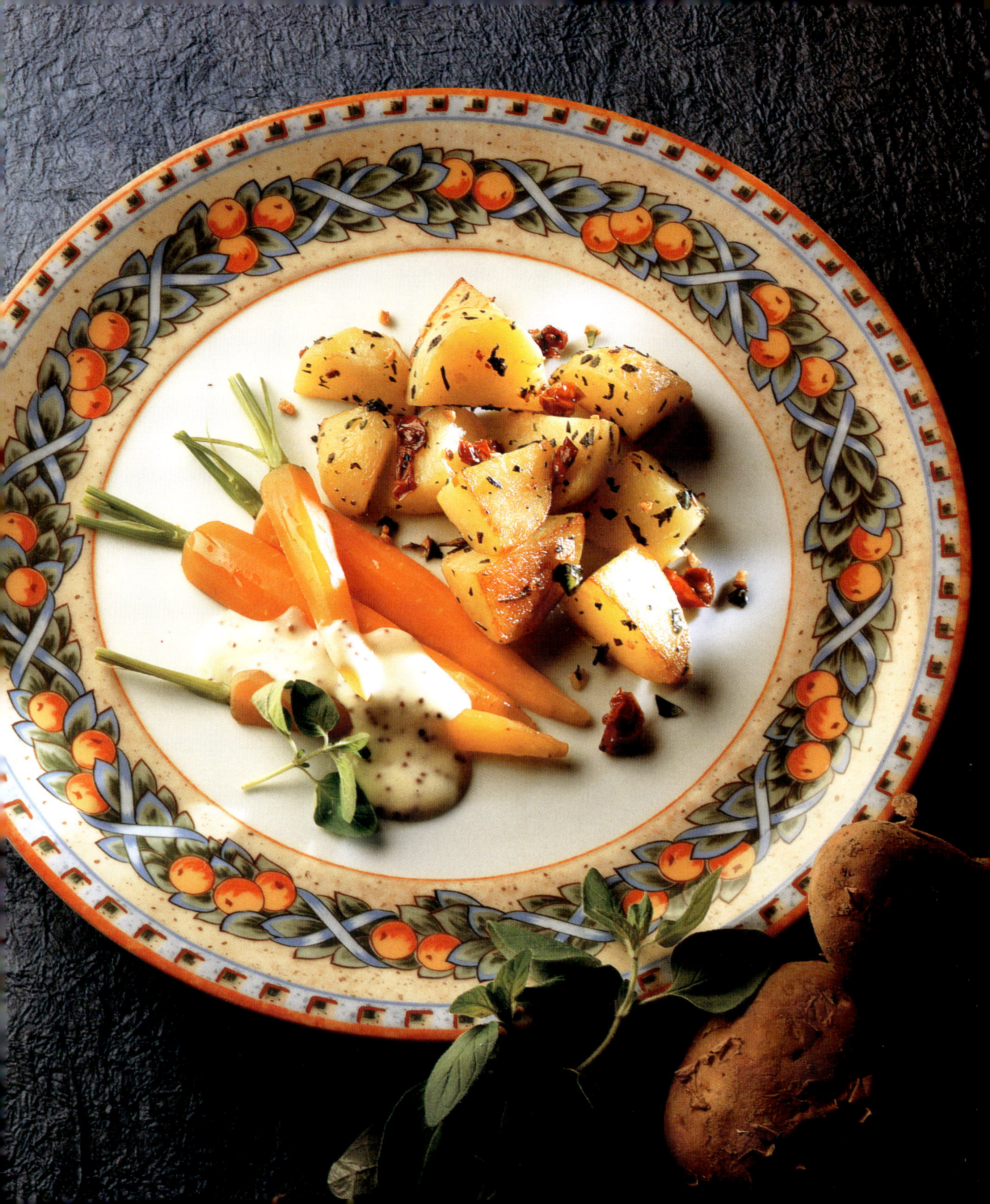

3. Woche: Mittwoch

Eisalat Ⓔ

Salatsauce:
1 EL Mayonnaise (Reformhaus)
2 EL Joghurt nature
2 EL Gemüsebouillon
Salz, Pfeffer

4 Eier, hartgekocht, geschält und gewürfelt
2 grosse Salzgurken, klein gewürfelt
2 Karotten, geschält, 2 lange dünne Scheiben abgeschnitten und in dünne Streifchen geschnitten, der Rest klein gewürfelt
1 Bund Petersilie, klein geschnitten
2–4 Chicoréestangen, in Blätter zerteilt, oder Blattsalat

Alle Zutaten zur Salatsauce mischen. Die Salatzutaten ausser den Karottenstreifen und dem Chicorée mit der Salatsauce vermengen und etwas ziehen lassen.

Die Teller mit den Chicoréeblättern auslegen und den Eisalat hübsch darauf anrichten. Mit den Karottenstreifchen belegen.

Tip: Denselben Salat kann man statt mit Eiern auch mit Tofuwürfeln oder mit Würfeln von gekochtem Hühnerfleisch machen.

Kartoffelsuppe mit Gurken und Dill Ⓚ

600 g Kartoffeln, geschält und grob gewürfelt
200 ml Rahm
1 Salatgurke, geschält und klein gewürfelt
1 EL fein geriebene Zwiebel
2 EL fein gehackter Dill
Salz, Pfeffer

Die Kartoffelwürfel in 1 Liter Wasser weich kochen. Mit dem Stabmixer pürieren oder die Kartoffelwürfel durchs Passevite (Passiergerät) treiben und wieder ins Kochwasser geben.

Den Rahm, die Gurkenwürfelchen und die Zwiebel beifügen und nochmals auf kleinem Feuer 5 Minuten ziehen lassen. Den Dill darunterziehen und mit Salz und Pfeffer abschmecken.

Tip: Dies ist eine elegante, feine Suppe, bei der die zarten Aromen von Kartoffeln, Gurken und Dill wunderbar harmonieren.

Eisalat

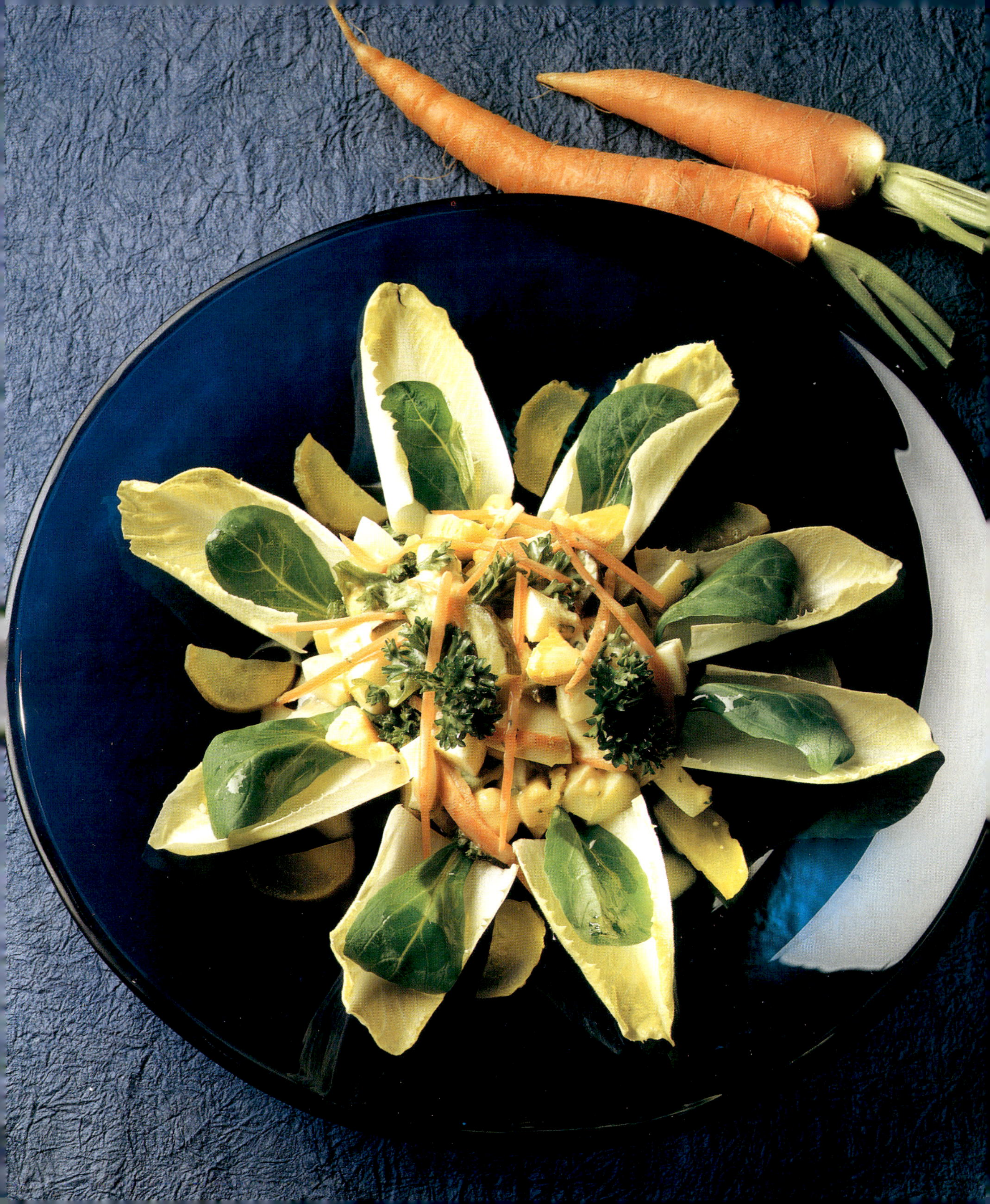

Gemüse-Pizza Ⓚ

Für 1 grosses Blech

Pizzateig:
350 g Dinkelmehl
300 ml Nordische Sauermilch
1 EL Olivenöl
1 gestrichener TL Salz
1 Hefewürfel
oder 500 g Vollkorn-Blätterteig aus dem Reformhaus

Belag:
8 EL Olivenöl
100 g Zwiebeln, gehackt
4 Knoblauchzehen, gehackt
250 g Zucchini, klein gewürfelt
200 g Auberginen, fein gewürfelt
je 1 rote und gelbe Peperoni (Paprikaschote), klein gewürfelt
300 g Tomaten, gemixt
Salz, Pfeffer
1 Bund Basilikum
100 g Kapern oder Oliven (Oliven entsteint und halbiert)

Sämtliche Zutaten zum Pizzateig verkneten und mindestens 30 Minuten gehen lassen.

Den Ofen auf 180 Grad vorheizen. Das Backblech gut einölen und mit dem Teig belegen. 10 Minuten vorbacken.

Für den Belag die Gemüsewürfel in 4 EL Olivenöl weich dünsten, das Tomatenmus beifügen und mit Salz und Pfeffer kräftig abschmecken. Auf dem vorgebackenen Pizzaboden verteilen, dabei einen Rand frei lassen, und die Pizza fertig backen.

Die restlichen 4 EL Olivenöl mit dem Basilikum zusammen mixen und über der fertig gebackenen Pizza verteilen. Mit Kapern oder Olivenhälften bestreuen.

Tip: Selbstverständlich lässt sich auch jedes andere Gemüse zu solch einer feinen Pizza verarbeiten. Das Kleinwürfeln und in Olivenöl Dünsten erhöht den Geschmack. Kräuter nicht mitbacken, sie verlieren sonst ihr Aroma.

Kruska-Küchlein Ⓚ

150 g Kruskaschrot
300 ml Wasser
½ TL Salz
150 g Zucchini, ganz klein gewürfelt
100 g Tomaten, ganz klein gewürfelt
(oder 250 g anderes Gemüse nach Belieben)
1 Frühlingszwiebel, mit dem Röhrlein klein gehackt
1 Knoblauchzehe, durchgepresst
½ Bund Basilikum (oder Petersilie), fein gehackt
2 Eigelb
1 EL Vollkornmehl
Öl und Butter zum Ausbacken

Den Kruskaschrot im Wasser aufkochen, etwa 1 Minute köcheln lassen, salzen und zugedeckt beiseite stellen. 20 Minuten quellen lassen.

Alle übrigen Zutaten zum Getreidebrei geben, gut vermischen und mit Salz und Pfeffer kräftig würzen.

Öl und Butter in einer Bratpfanne erhitzen, einen Esslöffel Teig in die Pfanne geben, mit einem zweiten Esslöffel schön rund und flach formen. Die Küchlein sollten möglichst klein sein. Bei mittlerer Hitze braten und erst wenden, wenn die Oberfläche trocken aussieht!

Zusammen mit einem gemischten Salat servieren.

Peperonicremesuppe Ⓝ

6 rote Peperoni (Paprikaschoten)
½ l leichte Gemüsebouillon
1 Knoblauchzehe, durchgepresst
Salz, Pfeffer
200 ml Vollrahm, steif geschlagen
2 EL Weisswein
1 Bund Schnittlauch, fein geschnitten

Die Peperoni halbieren, entkernen, weisse Häutchen entfernen und das Fleisch in grobe Stücke schneiden. Zusammen mit 200 ml Gemüsebouillon im Mixer ganz fein pürieren. Durch ein Sieb streichen, mit der restlichen Gemüsebouillon mischen und aufkochen.

Mit dem Knoblauch parfümieren, mit Salz und Pfeffer würzen. Den Schlagrahm und den Weisswein beifügen und einmal aufwallen lassen. Die Suppe mit dem Schnittlauch bestreut servieren.

Tip: Wer eine Saftpresse hat, drückt die Peperoni durch die Saftpresse und verwendet dann nur den Saft. Wer mag, kann die Suppe noch mit etwas Vollkornmehl binden.

Grillierte Lammkoteletts mit Rotkraut Ⓔ

4 EL Olivenöl oder Maiskeimöl
1 grosse Zwiebel, klein gehackt
1 kg Rotkraut, in feine Streifchen geschnitten
3 EL Essig
250 ml Rotwein
1 Glas roter Portwein
2 getrockenete Feigen, fein gewürfelt
2 cm Ingwer, fein gehackt, nach Belieben
Salz, Pfeffer

Sauce:
2 EL Vollrohrzucker und 2 EL Wasser
100 ml Rotwein
2 TL Ingwer, frisch gerieben
2 EL Portwein
1 TL Gemüsebouillon
1 TL Vitaminhefe
60 g kalte Butter

8–12 Lammkoteletts (je nach Grösse)
Salz, Pfeffer, Dijon-Senf

Für das Rotkraut die Zwiebel im Öl sorgfältig andünsten, das geschnittene Rotkraut beifügen und 2–3 Minuten mitdünsten. Mit dem Essig, dem Rotwein und dem Portwein ablöschen. Dann alle übrigen Zutaten beifügen und zugedeckt etwa 1 Stunde weich köcheln. Nachwürzen.

Für die Sauce den Zucker und das Wasser in einem Pfännchen einkochen lassen, bis eine karamelartige Flüssigkeit entstanden ist. Mit dem Wein ablöschen, alle übrigen Zutaten ausser der Butter zugeben und etwa 5 Minuten einköcheln lassen. Kurz vor dem Servieren die kalte Butter unterziehen, bis eine sämige Sauce entstanden ist.

Die Lammkoteletts salzen, pfeffern, mit wenig Dijon-Senf einstreichen und auf beiden Seiten grillieren.

Für Vegetarier: Statt Lammkoteletts Tofuspiesschen machen. Dafür den Tofu würfeln, kurz in wenig leichter Sojasauce und Öl marinieren und dann abwechslungsweise mit dicken Zitronenscheiben, die auf die Grösse der Tofuwürfel zugeschnitten wurden, auf Bambusspiesschen stecken. Leicht salzen und pfeffern und dann mit Öl bepinselt grillieren.

Grillierte Lammkoteletts mit Rotkraut

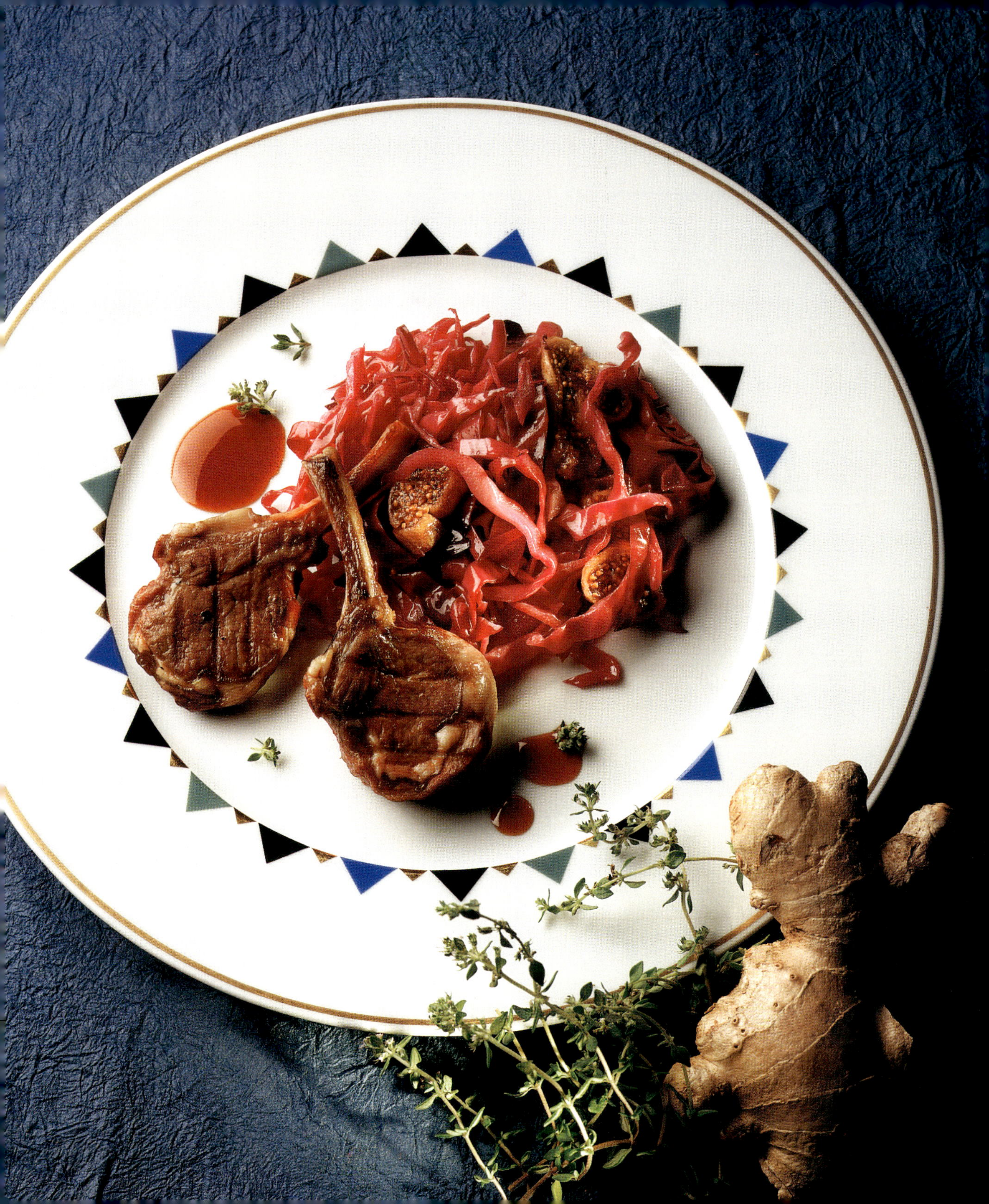

3. Woche: Freitag

Bunter Gerstensalat Ⓚ

Sauce:
1 Joghurt
1 TL Apfelessig
3 EL Sonnenblumenöl
Salz, Pfeffer, 1 Prise Currypulver

200 g Vollgerste, im Dampfkochtopf weich gekocht
100 g Maiskörner (tiefgekühlt oder aus der Dose)
2 Tomaten, klein gewürfelt
200 g Feta, klein gewürfelt

Blattsalat
1 Bund Schnittlauch

Die Salatsauce anrühren. Alle Salatzutaten mit der Sauce vermengen und rassig abschmecken.

Die Teller mit Salatblättern auslegen, den Salat darauf anrichten und mit Schnittlauch bestreuen.

Sauerampfersuppe Ⓝ

½ l Gemüsebouillon
½ Salatgurke, entkernt und klein gewürfelt
150 g Sauerampfer, grob geschnitten
300 ml Nordische Sauermilch
Salz, Pfeffer

Die Gemüsebouillon erhitzen und die Gurkenwürfelchen darin ein paar Minuten ziehen lassen.

Den Sauerampfer mit der Nordischen Sauermilch im Mixer pürieren und in die Suppe geben. Nicht mehr kochen! Mit Salz und Pfeffer abschmecken.

Tip: Statt mit Sauerampfer kann diese Suppe auch mit allen anderen Kräutern zubereitet werden, z.B. mit Kerbel oder mit Kresse.

Spaghetti mit Broccoli und Sardellen-Knoblauch-Sauce Ⓚ

500 g Broccoli, in kleine Röschen zerteilt
¼ gelbe Peperoni (Paprikaschote), in kleine Rhomben geschnitten
400 g Vollkornspaghetti

Sauce:
4 EL kalt gepresstes Olivenöl
4 Knoblauchzehen, fein gehackt
4 EL Rosinen, gewaschen
1 kleine Chilischote, fein gehackt
8 Sardellenfilets, gut abgespült
4 EL Pinienkerne, ohne Fett geröstet
Salz, schwarzer Pfeffer

Das Gemüse über Dampf knackig weich kochen. Die Spaghetti in Salzwasser al dente kochen.

Für die Sauce alle Zutaten im heissen Olivenöl langsam braten, bis die Sardellen aufgelöst sind und der Knoblauch leicht gebräunt ist.

Die abgetropften Spaghetti auf eine vorgewärmte Platte geben, das Gemüse darüber verteilen und mit der Sauce begiessen. Mit den gerösteten Pinienkernen bestreuen und schwarzen Pfeffer darübermahlen.

Spaghetti mit Broccoli und Sardellen-Knoblauch-Sauce

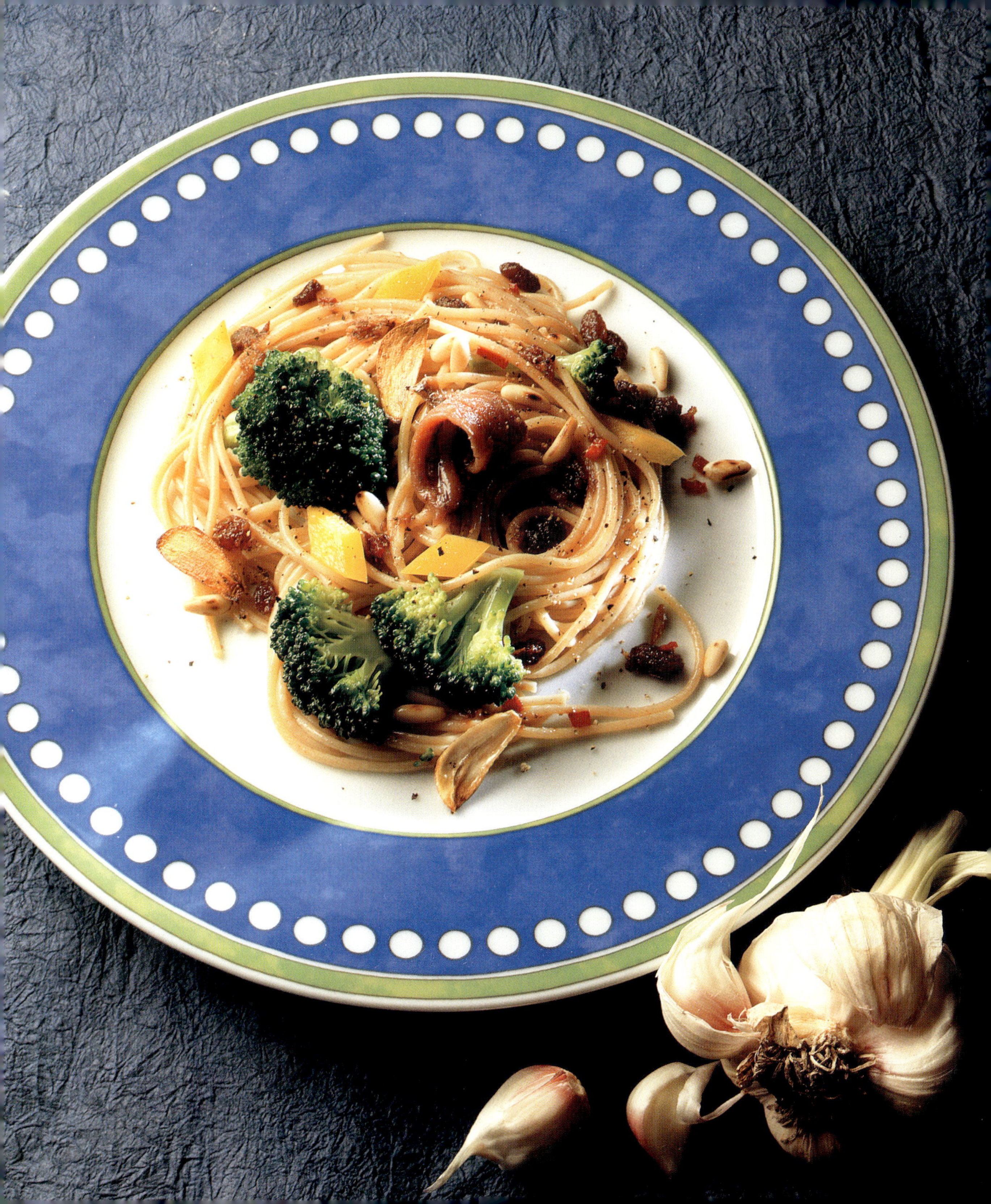

Tabbouleh mit Feta Ⓚ

200 g Couscousgriess
2 EL Olivenöl
1 Zwiebel, fein gehackt
2 Tomaten, klein gewürfelt
200 g Feta, klein gewürfelt
1 EL Petersilie, fein gehackt
1 EL Pfefferminzblättchen, fein gehackt
1 TL Zitronensaft
2 EL Olivenöl
Salz, Pfeffer

Den Couscousgriess in reichlich Wasser einweichen und 3 Minuten quellen lassen. Das Wasser abgiessen und den Griess auf einem Küchentuch oder mehreren Lagen Küchenpapier etwas trocknen. In eine Schüssel geben und mit dem Olivenöl vermischen.

Den Couscous über Dampf ohne Deckel 5 Minuten quellen lassen. In eine Schüssel geben und mit einer Gabel lockern. Nach dem Erkalten mit allen übrigen Zutaten mischen und mit Salz und Pfeffer kräftig abschmecken.

Dazu einen Blattsalat servieren.

Tip: Falls Sie keine frische Pfefferminze haben, Pfefferminze aus dem Teebeutel tut's auch und schmeckt hervorragend.

Lauch-Consommé Ⓝ

1 kleine Stange Lauch, gewaschen
und in feine Streifchen geschnitten
600 ml Gemüsebouillon
100 ml Weisswein
8 Cherry-Tomaten, halbiert, oder 1 Tomate, entkernt
und klein gewürfelt
Salz, Pfeffer
etwas Schnittlauch

Den Lauch in der Gemüsebouillon und dem Weisswein weich köcheln, die halbierten Cherry-Tomaten beifügen, abschmecken und mit Schnittlauch bestreuen.

Riesencrevetten mit gratiniertem Zitronenfenchel
(Rezept Seite 106)

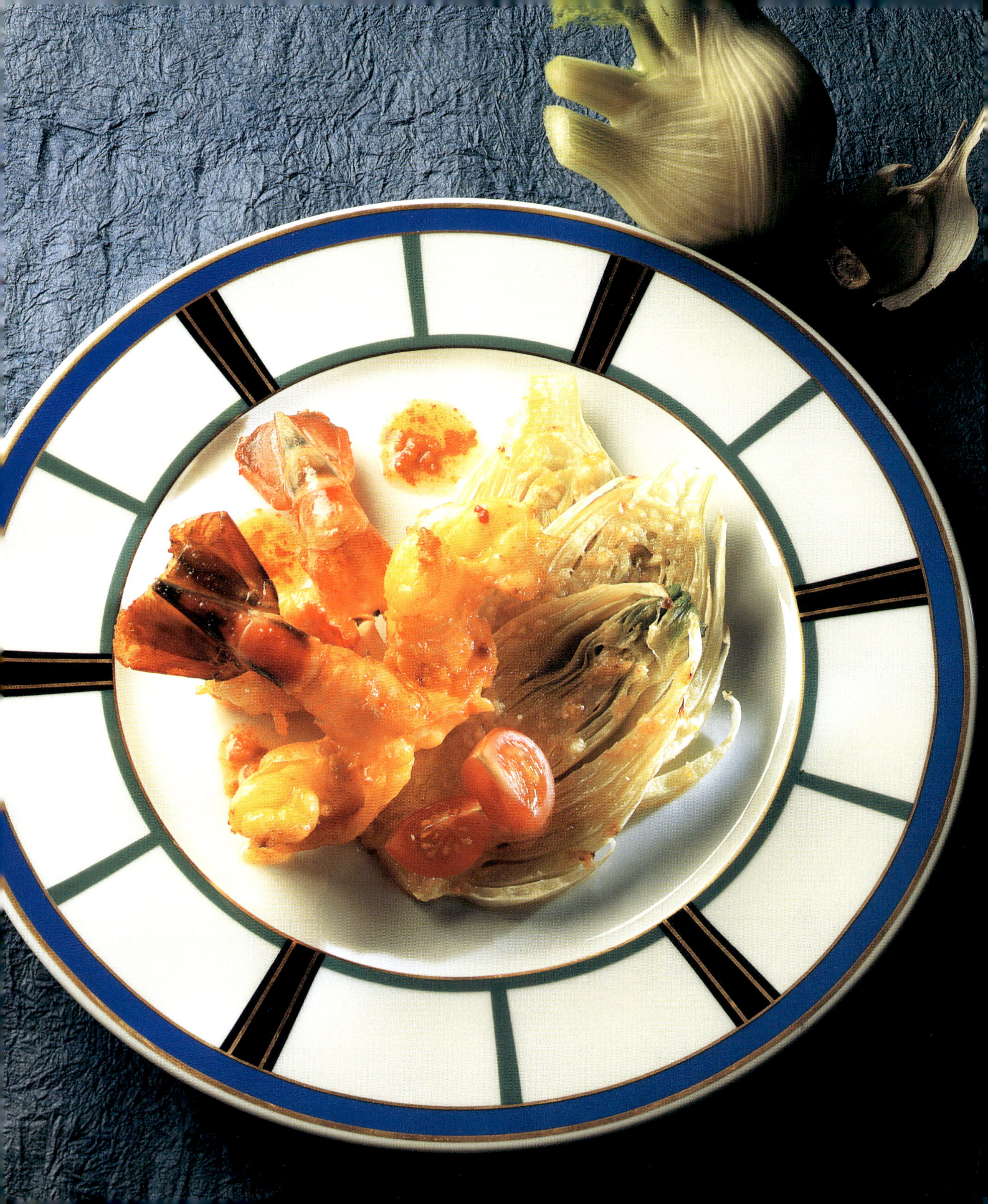

Riesencrevetten mit gratiniertem Zitronenfenchel Ⓔ

Fenchelgemüse:
1 kg Fenchel, längs in 7 mm dicke Scheiben geschnitten
200 ml Gemüsebouillon
100 ml Weisswein
Salz
2 TL abgeriebene Zitronenschale
50 g Parmesan, gerieben
4 EL Olivenöl

3 EL Olivenöl
8–12 Riesencrevetten, geschält, bis zur Schwanzflosse einschneiden und den Darm entfernen
2 Knoblauchzehen, durchgepresst
4 EL Pernod oder sehr trockener Wermut
1 Brieflein Safranpulver
Salz, Pfeffer
einige Cherry-Tomaten oder Tomatenwürfelchen als Garnitur

Den Ofen auf 180 Grad vorheizen.

Eine Gratinform etwas einölen, den Fenchel darin einschichten und mit der Gemüsebouillon und dem Weisswein angiessen. Leicht salzen und mit Alufolie bedeckt 45 Minuten im Ofen backen. Die Folie entfernen, mit der abgeriebenen Zitronenschale und dem Parmesan bestreuen und mit dem Olivenöl beträufeln. Offen weitere 20 Minuten bei 200 Grad backen.

Kurz vor dem Servieren die Crevetten zubereiten: Das Olivenöl erhitzen, die Riesencrevetten darin etwa 3 Minuten braten. Dann den Knoblauch, den Pernod und den Safran beifügen, leicht salzen und pfeffern. Die Crevetten weitere 2 Minuten unter ständigem Wenden fertig braten.

Den Fenchel auf Teller geben und die Crevetten hübsch darauf anordnen. Den Saft des Fenchels über das Gemüse geben. Mit Tomaten ausgarnieren.

Tip für Vegetarier: Sie können Tofuwürfel genau wie die Crevetten zubereiten, also mit Knoblauch anbraten, mit etwas Bouillon ablöschen, dann Safranpulver und etwas Rahm beigeben. Nach Belieben mit etwas trockenem Wermut verfeinern.

Trennkost-Tip: Das Fenchelgemüse kann auch statt mit Tofu mit gebratenen Kartoffeln serviert werden. Es ist dann eine Kohlehydratmahlzeit.

Brunch

Buchweizenblini mit Rauchlachs und Sauerrahm-Remoulade Ⓚ

Blini:
125 g Vollkornmehl, ganz fein gemahlen
125 g Buchweizenmehl
200 ml Wasser und 100 ml Vollrahm
2 Eigelb
10 g Hefe
1 EL Maiskeimöl
1 gestrichener TL Salz
Öl und Butter zum Ausbacken

Sauerrahm-Remoulade:
200–300 ml Sauerrahm oder Nordische Sauermilch
50 g Essiggurken, klein gewürfelt
2 Knoblauchzehen, durchgepresst
1 kleine Tomate, entkernt, klein gewürfelt
1 EL Petersilie, fein gehackt
1 EL Dill, fein gehackt
Salz, Pfeffer

200 g Rauchlachs, in Scheiben geschnitten

Für die Blini alle Zutaten zu einem dickflüssigen Teig rühren und mindestens 30 Minuten an einem warmen Ort gehen lassen. Den Teig nochmals gut schlagen und in einer beschichteten Pfanne daraus ganz kleine Omelettchen – eben Blini – von höchstens 5 cm Durchmesser ausbacken.

Für die Remoulade alle Zutaten mischen.

Dazu passt alles, was man zu einem Kohlehydratfrühstück servieren kann: Brot, Butter, Honig, Käse aus der Spalte der neutralen Lebensmittel, Gemüsestengelchen, Radieschen, süsse Früchte, Nüsse.

Karottencremesuppe mit Whisky Ⓚ

300 g Karotten, gebürstet und gewürfelt
1 grosse Zwiebel, grob gehackt
2 EL Maiskeimöl
1 Kartoffel, geschält und gewürfelt
200 ml Vollrahm
1 Knoblauchzehe, durchgepresst
Salz, Pfeffer, Paprika
1 guter Schuss Whisky

Die Karottenwürfel und die Zwiebel im Öl sanft dünsten. Mit 800 ml Wasser ablöschen, die Kartoffelwürfel beigeben und zugedeckt köcheln lassen, bis die Gemüse sehr weich sind.

Alles mit dem Mixstab pürieren, den Rahm und den Knoblauch beigeben und mit Salz, Pfeffer und Paprika kräftig abschmecken. Am Schluss den Whisky unterrühren.

Tip: Der Whisky gibt dieser sonst leicht süsslichen Karottensuppe den richtigen Pfiff! Er kann auch durch Cognac ersetzt werden.

Exotischer Würzreis mit Bananen und Koriandersauce Ⓚ

Sauce:
1 Bund Koriander
4 Frühlingszwiebeln
1 Knoblauchzehe
1 Stück Ingwer (ca. 1 cm), geschält
½ grüne Chilischote, gewaschen und entkernt (oder ½ TL Sambal Oelek)
4 TL Weinessig
½ Limette, Saft
2 EL kalt gepresstes Olivenöl

300 g Vollkornreis
1 EL Maiskeimöl
1 TL Piment (Nelkenpfeffer), gemahlen
2 Knoblauchzehen, fein gehackt
100 ml Gemüsebouillon
Salz, Pfeffer

Gemüse:
1 EL Maiskeimöl
1 Bund Frühlingszwiebeln, der weisse und hellgrüne Teil klein gewürfelt, die Röhrchen in 1 cm breite Ringe geschnitten und beiseite gelegt
1 kleine Karotte, fein gewürfelt
¼ rote Peperoni (Paprikaschote), fein gewürfelt
1 Selleriestange, fein gewürfelt
125 g ganz kleine Kefen (Zuckerschoten), tiefgekühlt
1 kleine reife Mango, geschält, 8 schöne Streifen davon abgeschnitten, der Rest gewürfelt
1 Bund Petersilie, gehackt
2 grosse grüne Bananen, geschält und längs halbiert
1 TL Maiskeimöl
½ Limette, in Scheiben geschnitten

Für die Sauce alle Zutaten fein hacken (evtl. im Cutter oder im Mixer) und miteinander vermischen. Nach Belieben mit Salz und Pfeffer nachwürzen.

Den Reis waschen und mit ½ l Wasser im Dampfkochtopf 15 Minuten weich kochen. Das Maiskeimöl erhitzen, den Piment und den gehackten Knoblauch beifügen und kurz durchbraten. Mit der Gemüsebouillon ablöschen und den Reis darin nochmals 10 Minuten quellen lassen. Mit Salz und Pfeffer abschmecken.

Für das Gemüse das Maiskeimöl in einer grossen Pfanne (z.B. Wok) erhitzen und alles Gemüse (ausser den Frühlingszwiebelringen) beifügen und knapp weich dünsten. Die Mangowürfel und die gehackte Petersilie zugeben und mit Salz und Pfeffer abschmecken.

Die Bananenhälften in wenig Öl auf beiden Seiten kurz braten.

Das Gemüse auf dem Reis anrichten. Mit den gebratenen Bananen und den Limettenscheiben ausgarnieren und die Frühlingszwiebelröllchen darüberstreuen. Die Sauce separat dazu servieren.

Tip: Die Mangowürfel kann man natürlich je nach Saison auch durch Pfirsiche oder Aprikosen ersetzen. Nach den Regeln der Trennkost müssen die Früchte aber ganz reif und süss sein und möglichst wenig Säure enthalten. Oder probieren Sie dieses Gericht mit Trockenfrüchten! Alle exotischen Früchte kann man im Reformhaus auch als Trockenfrüchte kaufen. In diesem Fall die Trockenfrüchte einige Stunden in Wasser einlegen, bis sie sich vollgesogen haben, und dann wie frische Früchte verwenden.

Exotischer Würzreis mit Bananen und Koriandersauce

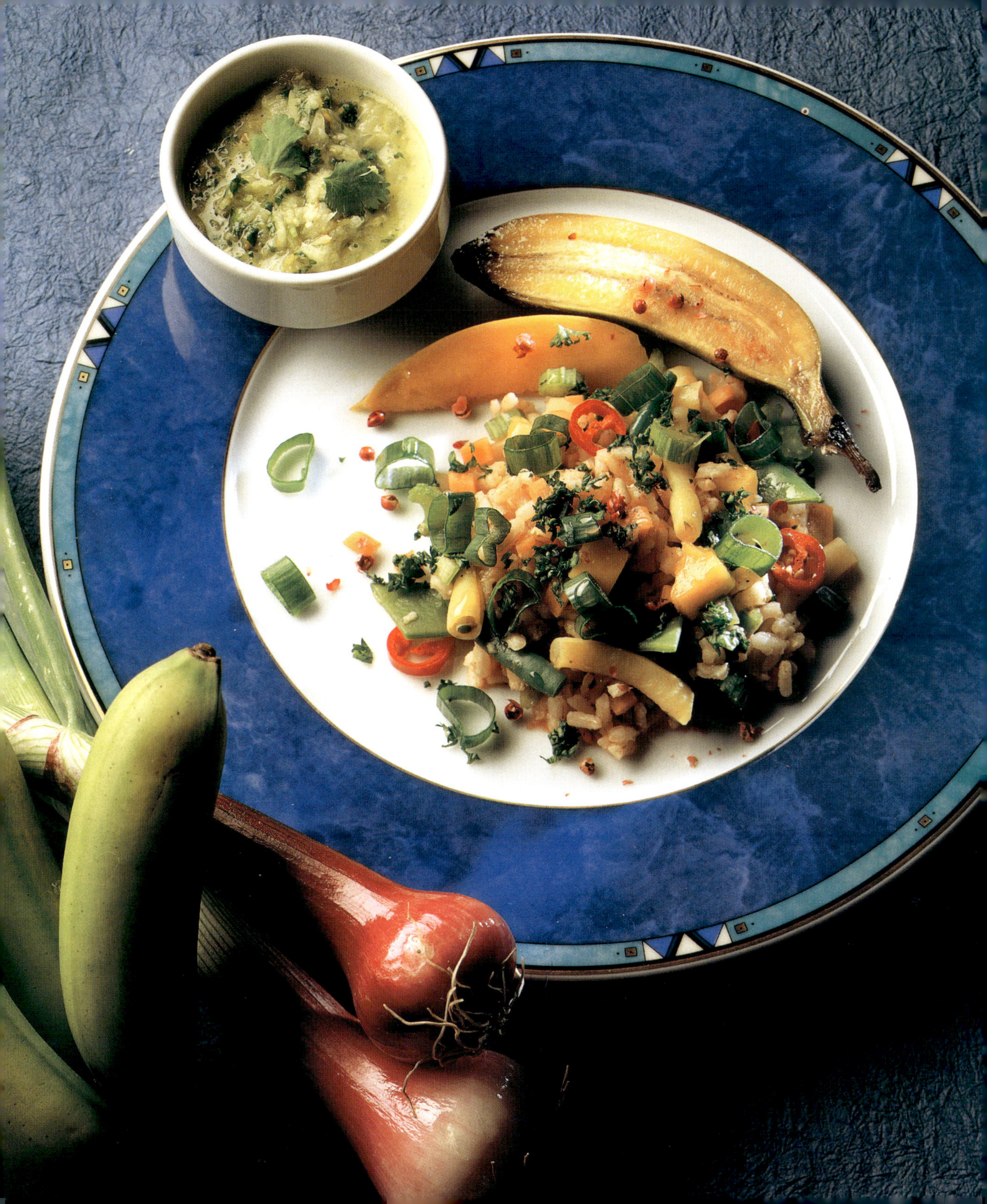

Wochenmenüplan 4

	Mittagessen	Abendessen
Montag	Tofu-Birnen-Salat mit Rucola	Sauerkrautsuppe Gemüse und Kartoffeln aus dem Römertopf mit Aiolli
Dienstag	Gemüse-Tortilla	Knoblauchsuppe Kartoffelgratin mit Gurkengemüse
Mittwoch	Salatteller mit Maiskolben	Erbsensuppe mit frischen Kräutern Tofu mit Gemüse auf chinesische Art
Donnerstag	Avocadosalat mit Linsen	Eierblumensuppe Gefüllte Fischfilets auf Lattich
Freitag	Bunte Gemüseplatte mit Haselnussbutter	Maiscremesuppe mit geräucherten Forellen Gemüsecurry mit roten Bohnen und Duftreis
Samstag	Griechischer Salat mit Feta	Safran-Chicorée-Süppchen Pouletbrüstchen im Wirzmantel
Sonntag	Gäste-Brunch: Rauchlachsröllchen mit Gemüsekaviar Gefüllte Gurkenscheiben Gefüllte Tomaten Artischockenherzen Quark mit Heidelbeeren Frische Feigen Maiskölbchen usw.	Kalte Gurkensuppe Gemüsegratin mit Kartoffeln

Tofu-Birnen-Salat mit Rucola Ⓔ

400 g Tofu (z.B. Tofu mit Kräutern oder mit Getreide), in Scheiben geschnitten
2 Birnen, in Scheiben geschnitten
2 Fenchel, längs in Scheiben geschnitten
2 Bund Rucola
1 Bund Radieschen
evtl. etwas grob geschnittenes Basilikum

Salatsauce:
Olivenöl mit Aceto Balsamico, Salz und Pfeffer
oder Sonnenblumenöl, Zitronensaft, Hefestreuwürze, Salz und Pfeffer

Die Salatzutaten mit der Salatsauce vermengen. Den Salat mit grob gemahlenem Pfeffer bestreuen.

Sauerkrautsuppe Ⓝ

2 EL Butter
1 Zwiebel, fein geschnitten
1 süsser Apfel, geschält und in kleine Würfelchen geschnitten oder geraspelt
½ TL süsser Paprika
400 g gekochtes Sauerkraut
800 ml Gemüsebouillon
½ TL Kümmel
1 Msp. Thymian
200 ml Doppelrahm
Salz, Pfeffer

Die Zwiebel und den Apfel in der Butter andünsten, mit Paprika bestäuben, das Sauerkraut beigeben und mit der Gemüsebouillon ablöschen. Den Kümmel und den Thymian im Mörser mahlen und ebenfalls beifügen. Alles zusammen etwa 30 Minuten köcheln lassen. Mixen und wieder in den Topf zurückgeben.

Den Doppelrahm unterrühren, eventuell mit etwas Gemüsebouillon verdünnen und mit Salz und Pfeffer abschmecken.

Tofu-Birnen-Salat mit Rucola

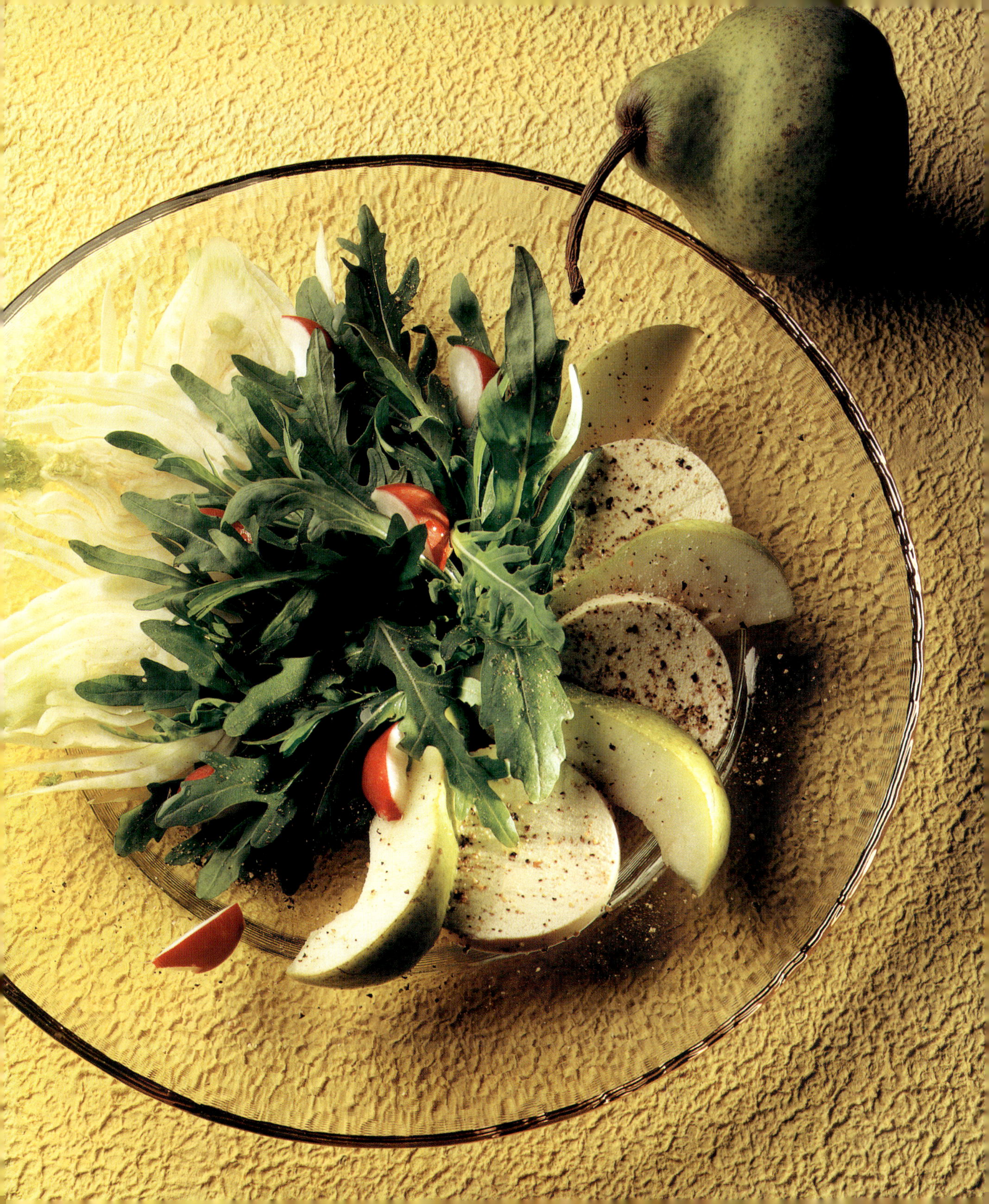

Gemüse und Kartoffeln aus dem Römertopf mit Aiolli Ⓚ

1 kg verschiedene Gemüse, in grosse Stücke geschnitten
2 Tomaten, geviertelt
800 g kleine Kartoffeln, gebürstet
Salz, Pfeffer
2 Zweige Rosmarin
2 Zweige Thymian
4 Salbeiblätter
6 EL Olivenöl

Aiolli (Knoblauchmayonnaise):
2 Knoblauchzehen, durchgepresst
2 Eigelb
1 TL Senf
2 EL Weisswein
100 ml Maiskeimöl, kalt gepresst
100 ml Olivenöl, kalt gepresst
Salz, Pfeffer

Den Römertopf nach Vorschrift wässern.

Das Gemüse und die Kartoffeln hineingeben, kräftig salzen und pfeffern und gut durchmischen. Die Kräuterzweige und Salbeiblätter zwischen das Gemüse stecken. Mit dem Olivenöl beträufeln.

Den Römertopf in den kalten Ofen stellen und bei 200 Grad 90 Minuten schmoren.

Dieses Gemüse ergibt an und für sich bereits ein wunderbares Gericht. Wer will, kann aber dazu noch ein Aiolli servieren: Dazu Knoblauch, Eigelbe, Senf und Weisswein vermischen und dann tropfenweise zuerst das Maiskeimöl, dann das Olivenöl einrühren, bis eine dicke Mayonnaise entstanden ist. Mit Salz und Pfeffer abschmecken.

Gemüse-Tortilla Ⓔ

1 EL Butter und 1 EL Öl
2 Frühlingszwiebeln, samt grünem Teil fein gehackt
2 Knoblauchzehen, durchgepresst
200 g grüne Bohnen, über Dampf weich gekocht
200 g Zucchini, in Scheiben geschnitten
300 g rote Peperoni (Paprikaschote), geschält, weisse Häutchen und Kerne entfernt, in Streifen geschnitten
6 Eier
2 EL Vollrahm
Salz, Pfeffer
½ Bund Petersilie, fein gehackt
etwas Bohnenkraut, fein gehackt

Butter und Öl in einer grossen Pfanne erhitzen und die Zwiebeln und den Knoblauch darin glasig dünsten. Das übrige Gemüse beifügen und unter öfterem Wenden weich dünsten.

In einer grossen Schüssel die Eier mit dem Rahm verklopfen und mit Salz und Pfeffer würzen. Das gedünstete Gemüse und die Kräuter beifügen und gut vermengen. Alles zusammen wieder in die Pfanne zurückgeben und zugedeckt auf kleinem Feuer braten, bis die Eimasse gestockt ist. Mit Hilfe eines grossen flachen Pfannendeckels wenden und auf der anderen Seite nochmals ganz kurz braten.

Knoblauchsuppe Ⓝ

2 EL Olivenöl
4–5 grosse Knoblauchzehen, in dünne Scheiben geschnitten
1 TL süsser Paprika
700 ml Gemüsebouillon
2 EL Reismehl, Kartoffelmehl oder Vollkornmehl
2 EL Weisswein
100 ml Rahm, steif geschlagen
viel gehackte Kräuter

Die Knoblauchscheiben im Olivenöl bei ganz kleiner Hitze anbraten. Den Paprika beifügen und mit der Gemüsebouillon ablöschen. 5 Minuten leise köcheln lassen.

Das Mehl mit wenig Bouillon glattrühren und zur Suppe geben. 2 Minuten mitköcheln. Den Weisswein beifügen und die Suppe nach Belieben mit Salz und etwas Pfeffer abschmecken.

Die Suppe in Teller anrichten, etwas Schlagrahm daraufgeben und mit den gehackten Kräutern bestreuen.

Kartoffelgratin mit Gurkengemüse Ⓚ

Kartoffelgratin:
4–6 grosse Kartoffeln, gewaschen und gebürstet
2 kleine süsse Äpfel, halbiert, in Scheiben geschnitten
2 Scheiben Frühstücksspeck (Porco fidelio), ganz klein gewürfelt
oder 3 Scheiben getrocknete Tomaten, ganz klein gewürfelt
1 Zweiglein Thymian
200 ml Gemüsebouillon

Gurkengemüse:
1 EL Maiskeimöl
1 kleine Zwiebel, fein gehackt
1 Knoblauchzehe, durchgepresst oder fein gehackt
2 grosse Salatgurken, geschält, entkernt und in ca. 5 cm lange Stäbchen geschnitten
1 rote Peperoni (Paprikaschote), evtl. geschält, in lange dünne Streifen geschnitten
100 ml Gemüsebouillon
100 ml Vollrahm oder Sauerrahm
½ Bund Dill (oder Schnittlauch), grob geschnitten
1 Tomate, klein gewürfelt
Salz, Pfeffer

Für den Kartoffelgratin die Kartoffeln über Dampf 10 Minuten kochen. Herausnehmen, etwas abkühlen lassen und dann in dicke Scheiben schneiden. Die Scheiben in eine gebutterte Auflaufform geben und die Apfelscheiben dazwischenstecken.

Den Ofen auf 180 Grad vorheizen.

Die Speckwürfelchen (oder Tomatenwürfelchen) in einer Bratpfanne glasig braten, den Thymian dazugeben und mit der Gemüsebouillon ablöschen. Diese Flüssigkeit über die Kartoffeln verteilen. Etwas salzen und pfeffern und im Ofen 20–30 Minuten backen.

Für das Gurkengemüse Zwiebel und Knoblauch im Maiskeimöl sanft dünsten, dann die Gurkenstäbchen und Peperonistreifen beigeben, mit Gemüsebouillon und Rahm ablöschen. Etwa 10 Minuten auf kleinem Feuer knackig weich kochen. Den Dill und die Tomatenwürfelchen beifügen und mit Salz und Pfeffer würzen.

Tip: Selbstverständlich können Sie für dieses Rezept auch gekochte Kartoffeln verwenden.

Trennkost-Tip: Der Apfel muss wirklich reif und süss sein, damit er nach den Trennkostregeln zu den Kartoffeln passt. Dies ist übrigens ein gutes Rezept, um alte, schrumpelige Äpfel aufzubrauchen.

Kartoffelgratin mit Gurkengemüse

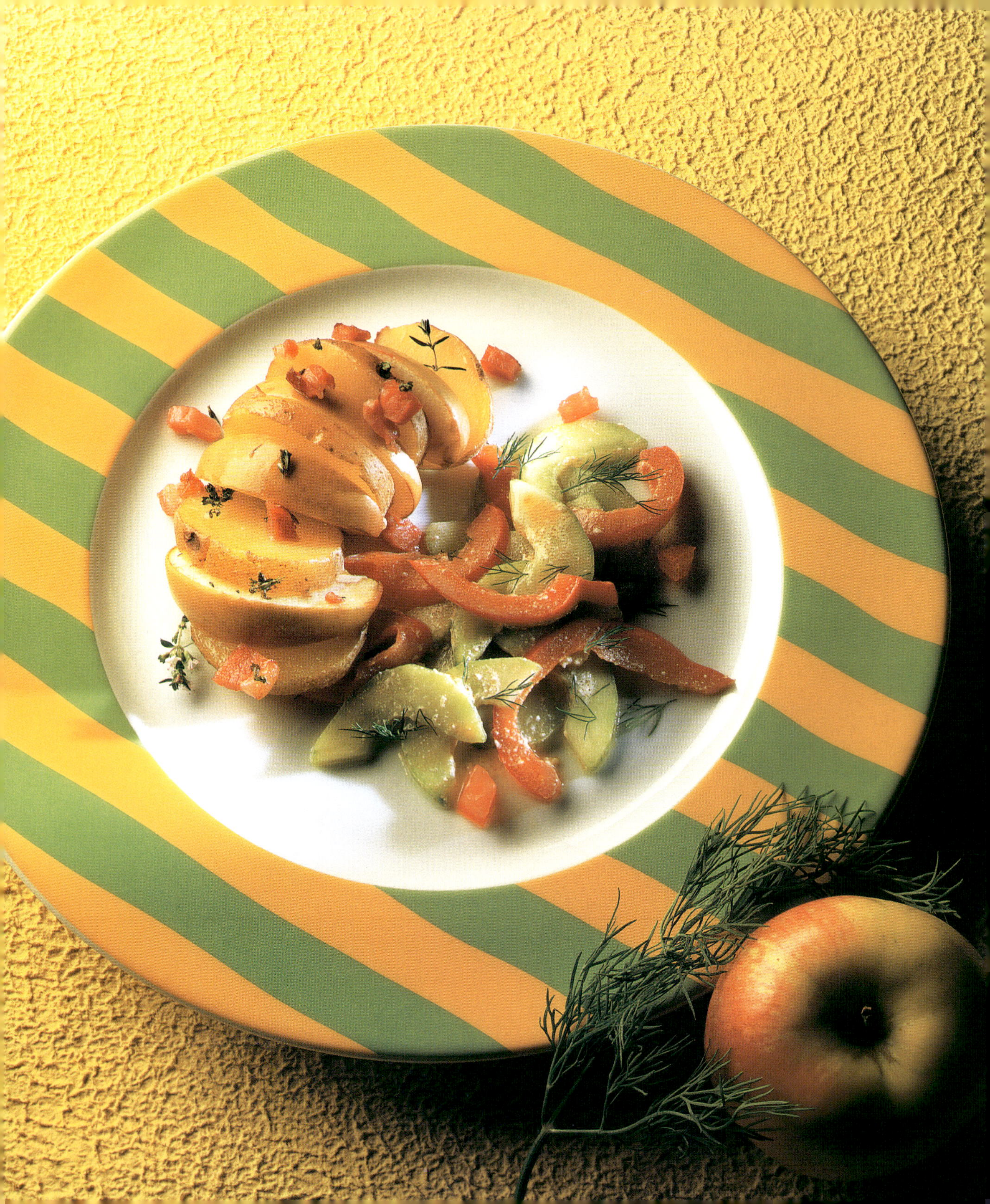

Salatteller mit Maiskolben Ⓚ

4–8 Maiskolben (je nach Grösse und Appetit)
4 TL Butter
Salz
viel Blattsalat

Salatsauce:
1 TL Sherryessig
2 EL Gemüsebouillon
1 EL Sonnenblumenöl
Salz, Pfeffer, Hefepulver

Die Maiskolben über Dampf weich kochen. Mit der Butter bestreichen und mit Salz bestreuen.

Dazu eine grosse Portion Blattsalat servieren.

Erbsensuppe mit frischen Kräutern Ⓚ

1 EL Maiskeimöl
1 kleine Zwiebel, grob gehackt
150 g getrocknete grüne Erbsen, über Nacht eingeweicht
100 ml Vollrahm
1 Knoblauchzehe, durchgepresst
2 EL gehackte Kräuter (Petersilie, Schnittlauch, Estragon, Kerbel usw.)
Salz, Pfeffer, Muskatnuss

In einem grossen Topf (am besten im Schnellkochtopf), die gehackte Zwiebel im Öl glasig dünsten. Die Erbsen abgiessen und zusammen mit 1 Liter Wasser dazugeben. ½ Stunde (im Schnellkochtopf ca. 20 Minuten) kochen.

Die Suppe mit dem Mixstab fein pürieren, den Rahm, den Knoblauch und die gehackten Kräuter beigeben. Mit Salz, Pfeffer und Muskatnuss abschmecken.

Tofu mit Gemüse auf chinesische Art (Rezept Seite 120)

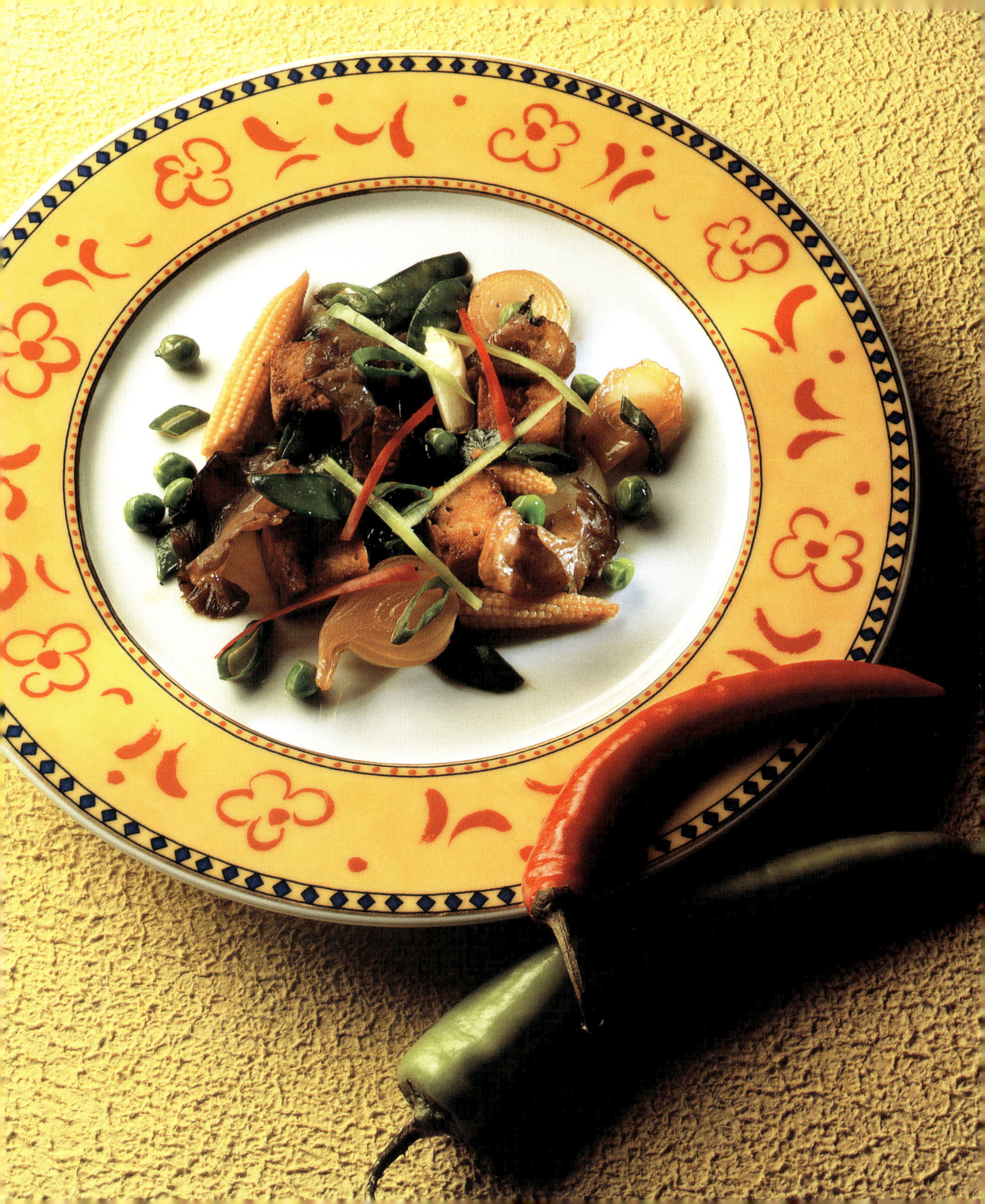

Tofu mit Gemüse auf chinesische Art Ⓔ

400 g Tofu, in grobe Würfel geschnitten
6 EL Sojasauce
4 EL Maiskeimöl
5 Scheiben frischer Ingwer, in ganz dünne Streifchen geschnitten
3 Frühlingszwiebeln, der weisse und hellgrüne Teil schräg in 1 cm breite Streifen, die grünen Röhrchen in feine Ringe geschnitten
2 EL getrocknete Mu-Err Pilze, in viel Wasser eingeweicht
200 g Kefen (Zuckerschoten), kleine ganz lassen, grössere schräg in dicke Streifen geschnitten
200 g Erbsen
1 rote Chilischote, in dünne Streifchen geschnitten
8 Baby-Maiskölbchen aus dem Glas, längs halbiert

Sauce:
200 ml Gemüsebouillon
1 TL Maisstärke (Maizena)
3 EL Sojasauce (Sojasauce vom Marinieren des Tofus verwenden)
1 EL dunkles Sesamöl

Die Tofuwürfel mit der Sojasauce mischen und mindestens 20 Minuten stehen lassen. Aus der Sojasauce nehmen und auf Küchenpapier gut abtropfen lassen. 2 EL Maiskeimöl erhitzen, die Tofuwürfel kurz auf allen Seiten darin anbraten und wieder aus der Pfanne nehmen.

Die restlichen 2 EL Maiskeimöl erhitzen und den Ingwer, die Frühlingszwiebeln und die Pilze darin gut anbraten. Die anderen Gemüse beigeben und ebenfalls gut mitbraten.

Für die Sauce Gemüsebouillon, Maisstärke und Sojasauce miteinander verrühren, das gebratene Gemüse damit ablöschen. 3–5 Minuten oder so lange, bis das Gemüse noch knackig ist, leise köcheln lassen. Am Schluss das Sesamöl beifügen und nach Belieben nochmals nachwürzen.

Das Gemüse mit den Frühlingszwiebelröllchen bestreut servieren.

Tip: Selbstverständlich kann dieses Gericht genausogut mit Fleisch oder mit Meeresfrüchten, z.B. Crevetten, zubereitet werden. Fleisch oder Crevetten kurz vor dem Anbraten mit Maisstärke bestäuben.

4. Woche: Donnerstag

Avocadosalat mit Linsen Ⓚ

100 g rote Linsen
2 Avocados
4 Tomaten, in kleine Würfel geschnitten
½ EL Aceto balsamico
4 EL Olivenöl
Salz, Pfeffer
½ Bund Basilikum, Petersilie oder Schnittlauch, fein geschnitten

Die Linsen in ungesalzenem Wasser 3 Minuten kochen, abgiessen und mit kaltem Wasser abschrecken. Gut abtropfen lassen.

Die Avocados schälen, den Stein enfernen und das Fleisch in lange Streifen schneiden. Auf Teller legen und mit den Tomatenwürfelchen bestreuen.

Die gekochten Linsen mit Essig und Öl mischen, rassig abschmecken und über die Avocados geben. Mit den Kräutern bestreuen.

Dazu knuspriges Brot und eventuell ein Blattsalat.

Eierblumensuppe Ⓔ

800 ml Gemüsebouillon
1 Tomate, entkernt und klein gewürfelt
1 Frühlingszwiebel, der weisse und hellgrüne Teil fein gehackt, der Stengel in feine Ringe geschnitten
2 Eier
Pfeffer

Die Gemüsebouillon zusammen mit den Tomatenwürfeln und der gehackten Frühlingszwiebel aufkochen und 2 Minuten leise köcheln lassen.

Die Eier in einer kleinen Schüssel gut mit dem Schneebesen schlagen, dann mit kreisenden Bewegungen in die kochende Brühe giessen, so dass sie ausflocken. Mit einer Gabel umrühren. Mit Pfeffer abschmecken und die Frühlingszwiebelröllchen beifügen.

Gefüllte Fischfilets auf Lattich Ⓔ

- 50 g Spinat, gewaschen
- 400–600 g Fischfilets, gewaschen, trockengetupft
- Salz, Pfeffer
- 100 g Salm, in 1 cm dicke Tranchen geschnitten
- 1 EL Butter
- 1 Schalotte, ganz fein gehackt
- 1 kleine Knoblauchzehe, durchgepresst
- 200 ml trockener Weisswein
- 1–2 Köpfe Lattich (Römischer Salat), gewaschen
- 150 ml Doppelrahm oder Crème fraîche (Sauerrahm)
- 1 Msp. Safranpulver
- 1 kleine Tomate, geschält, entkernt und klein gewürfelt
- einige Kerbelblättchen zum Garnieren
- nach Belieben einige Safranfäden

Den Spinat über Dampf kurz zusammenfallen, dann auf Haushaltpapier abtropfen lassen.

Die Fischfilets leicht salzen und pfeffern und mit den Spinatblättern belegen. Die Salmstreifen auf die breitere Seite der Filets legen und ganz satt einrollen. Durch jedes Röllchen einen Zahnstocher stecken. Die Röllchen senkrecht aufstellen und oben leicht eindrücken.

Den Ofen auf 220 Grad vorheizen.

Die Butter in einer kleinen Pfanne erhitzen, die Schalotte und den Knoblauch darin auf kleiner Hitze weich dämpfen. In eine ausgebutterte Gratinform geben. Die Fischröllchen hineinstellen und mit dem Weisswein angiessen. Im vorgewärmten Ofen 8 Minuten dämpfen. Herausnehmen, die Flüssigkeit in eine weite Saucenpfanne giessen, die Röllchen quer halbieren und in die Gratinform zurückgeben. Zudecken und im ausgeschalteten Ofen noch etwa 10 Minuten ruhen lassen.

In der Zwischenzeit den Lattich über Dampf (etwa 3 Minuten) knackig kochen.

Die Flüssigkeit vom Garen der Fischröllchen bis auf wenige Esslöffel einkochen. Den Rahm, den Safran und die Tomatenwürfel zugeben, salzen und pfeffern.

Den Lattich auf Teller oder auf eine grosse Platte legen, leicht salzen und mit den Fischröllchen belegen. Mit der Sauce begiessen und mit Kerbelblättchen und Safranfäden garnieren.

Gefüllte Fischfilets auf Lattich

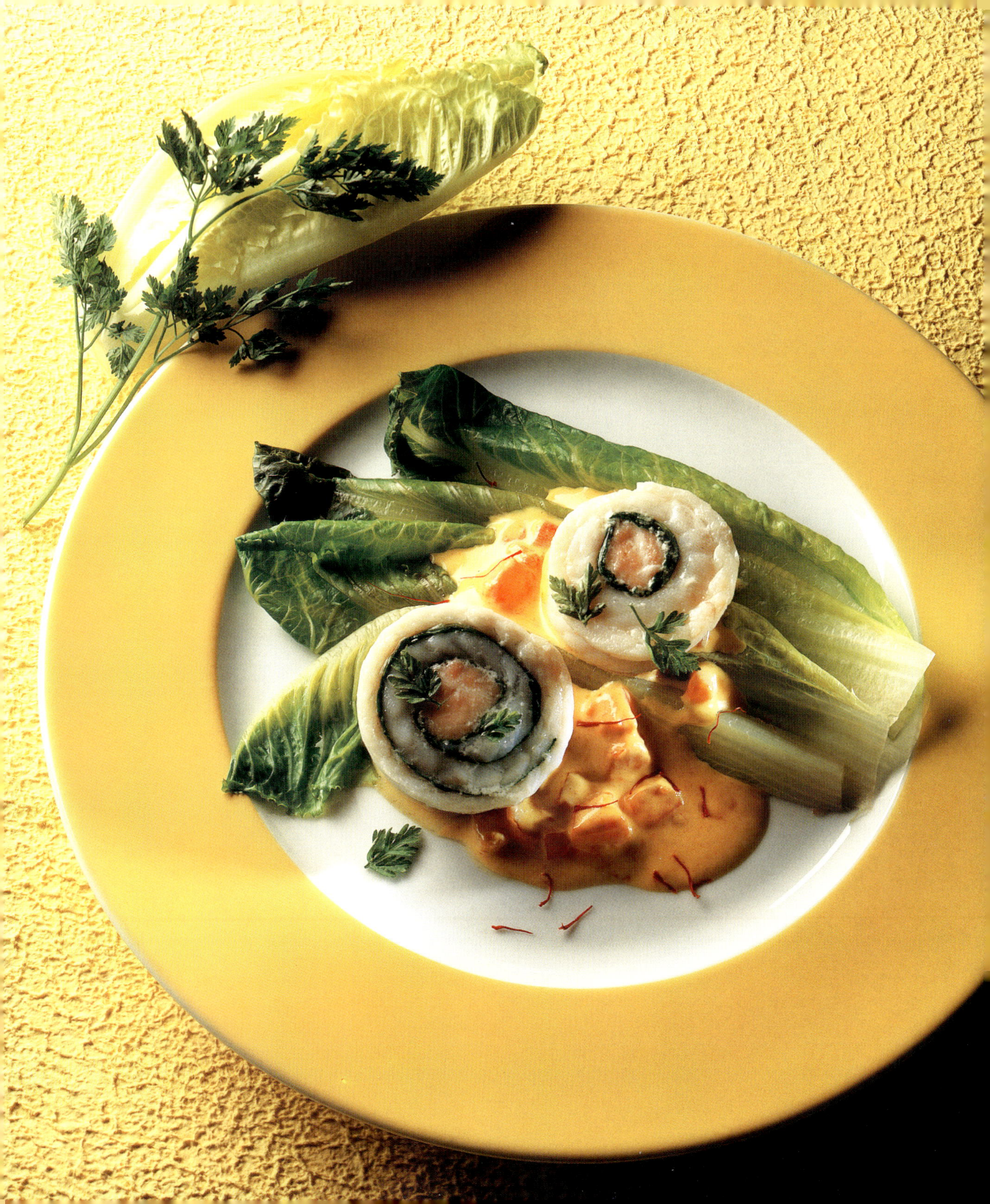

Bunte Gemüseplatte mit Haselnussbutter Ⓚ

800 g–1 kg Gemüse, in dicke Stäbchen geschnitten
600 g Kartoffeln, gut gewaschen, gebürstet und längs in Viertel geschnitten
Kräutersalz

Haselnussbutter:
50 g Butter
50 g Haselnüsse (oder andere Nüsse), grob gehackt
1 Bund Schnittlauch, fein geschnitten

Das Gemüse zusammen mit den Kartoffeln 10 Minuten über Dampf knackig weich kochen. Auf eine Platte geben und mit Kräutersalz würzen.

Die Haselnüsse zusammen mit dem Schnittlauch 2 Minuten in der Butter braten und dann über das Gemüse geben.

Maiscremesuppe mit geräucherten Forellen Ⓚ

300 g Maiskörner (frisch, tiefgekühlt oder aus der Dose)
600 ml Gemüsebouillon
2 EL Weisswein
50 ml Rahm, steif geschlagen
Pfeffer
2 geräucherte Forellenfilets, in Streifchen geschnitten
1 Bund Schnittlauch, fein geschnitten

Die Maiskörner 5 Minuten in der Gemüsebouillon köcheln lassen. Im Mixer pürieren und durch ein Sieb streichen. Wieder in die Pfanne zurückgeben und nach Belieben mit etwas Gemüsebouillon verdünnen.

Den Weisswein und den Rahm beigeben, mit Pfeffer abschmecken und die Suppe nochmals kurz aufkochen lassen.

Die Maiscremesuppe in Teller anrichten, Forellenfiletstreifchen hineingeben und mit dem Schnittlauch bestreuen.

Gemüsecurry mit roten Bohnen und Duftreis
(Rezept Seite 126)

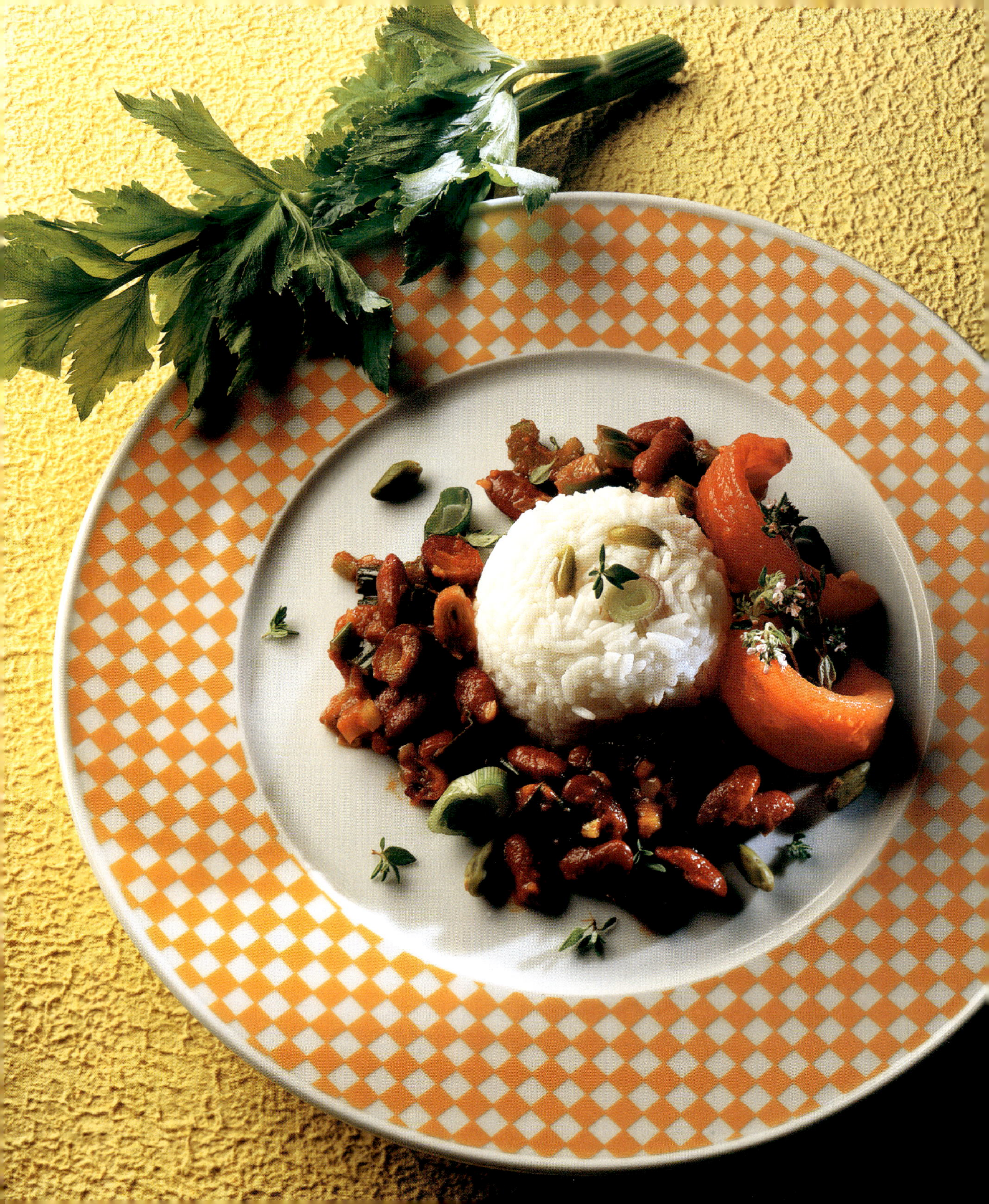

Gemüsecurry mit roten Bohnen und Duftreis Ⓚ

100 g rote Kidneybohnen, über Nacht eingeweicht
3 EL Maiskeimöl
4 Frühlingszwiebeln, weisser und hellgrüner Teil in Ringe, Röhrchen für die Garnitur in 1 cm breite Streifen geschnitten
2 Selleriestangen, in kleine Stücke geschnitten
1 grüne Peperoni (Paprikaschote), in kleine Würfel geschnitten
1 EL Currypulver
1 EL Kreuzkümmelpulver (oder insgesamt 2 EL Currypulver)
2 EL Tomatenpüree
500 g Tomaten, evtl. geschält, geachtelt
Salz, Pfeffer

300 g Reis
2 EL Pistazien, ohne Fett leicht geröstet

Die Kidneybohnen in reichlich Wasser weich kochen.

Für das Gemüsecurry das Öl in einer grossen Pfanne erhitzen und die Frühlingszwiebeln (ohne Röhrchen) mit dem Stangensellerie und den Peperoniwürfelchen etwas anbraten. Mit Currypulver und Kreuzkümmelpulver bestreuen, das Tomatenpüree beifügen und mit etwa 100 ml Wasser ablöschen. Auf kleiner Hitze etwa 10 Minuten köcheln lassen. Dann die gekochten Bohnen und die Tomaten zugeben und weitere 5 Minuten köcheln. Mit Salz und Pfeffer rassig abschmecken.

In der Zwischenzeit den Reis gründlich waschen und mit 600 ml Wasser zum Kochen bringen. Dann auf kleinster Hitze zugedeckt etwa 20 Minuten ziehen lassen.

Zum Anrichten ein kleines Souffléförmchen einölen, den Reis hineindrücken und auf Teller stürzen. Das Gemüse darum herum schön anordnen und mit den gerösteten Pistazien und den Frühlingszwiebelröllchen bestreuen.

4. Woche: Samstag

Griechischer Salat mit Feta Ⓝ

1 Kopf Lattich (Römischer Salat), gewaschen und in grobe Streifen geschnitten
4 Tomaten, geviertelt
schwarze Oliven
300 g Feta, in grobe Würfel geschnitten
1 EL Apfelessig
3 EL Olivenöl
1 TL getrockneter Oregano
1 Zwiebel oder 3 Frühlingszwiebeln, in Ringe geschnitten

Den Lattich mit den Tomaten und allen übrigen Zutaten mischen und mit den Zwiebelringen belegen.

Safran-Chicorée-Süppchen Ⓝ

1 EL Maiskeimöl
1 Zwiebel, gehackt
2 Chicoréestangen, in Streifen geschnitten
800 ml Gemüsebouillon
1 Prise Safranpulver
weisser Pfeffer
100 ml Rahm, steif geschlagen
einige Safranfäden
etwas gehackter Schnittlauch

Die Zwiebel bei niedriger Temperatur im Maiskeimöl weich dünsten. Den Chicorée beifügen und mitdünsten, mit der Gemüsebouillon ablöschen und 2 Minuten köcheln lassen. Mit dem Mixstab (oder im Mixer) pürieren. Nach Belieben durch ein Sieb streichen. Mit Safranpulver und weissem Pfeffer abschmecken.

Die Hälfte des steif geschlagenen Rahms in die Suppe rühren. Aufkochen und dann auf die Teller verteilen. In die Mitte jeweils einen Tupfer Schlagrahm geben und mit Schnittlauch und einigen Safranfäden bestreuen.

Tip: Die Suppe sieht schöner aus, wenn sie durch ein Sieb gestrichen wird – schmecken tut sie aber intensiver, wenn man den Chicorée drin lässt.

Pouletbrüstchen im Wirzmantel Ⓔ

1 Wirz (Wirsing)
400 ml Gemüse- oder Hühnerbouillon
6 Pouletbrüstchen (aus Freilandhaltung), 2 davon für die Farce bis zum Gebrauch sehr kalt stellen
300 ml Vollrahm
1 TL Cognac
1 Bund Kerbel oder Petersilie, ganz fein gehackt
je 1 TL rosa und grüner Pfeffer, im Mörser zerstossen
Salz, Pfeffer, Kräutersalz
etwas Butter oder Öl
1 Zitrone, abgeriebene Schale und etwas Saft
100 ml Weisswein
1 TL Senf
evtl. etwas Maisstärke (Maizena)

8 grosse Blätter vom Wirz ablösen und über Dampf knapp weich kochen. Auf Küchenpapier abtropfen lassen. Die Mittelrippe wegschneiden und je 2 Blätter so übereinanderlegen, dass eine grosse Fläche entsteht.

Die Bouillon erhitzen und 4 Pouletbrüstchen darin 10 Minuten ziehen lassen. In der Bouillon etwas auskühlen lassen.

In der Zwischenzeit die restlichen 2 gut gekühlten Pouletbrüstchen in Würfel schneiden und zusammen mit 150 ml Rahm und dem Cognac im Cutter zu einer feinen Masse pürieren. Die Hälfte des Kerbels oder der Petersilie beifügen und die Farce mit dem zerstossenen rosa und grünen Pfeffer und dem Salz rassig abschmecken.

Auf jedes der doppelten Wirzblätter ein wenig Pouletfarce geben, je ein Brüstchen darauflegen und mit der restlichen Farce bestreichen. Gut in die Wirzblätter einwickeln und eventuell mit Küchenfaden binden. Über Dampf 10 Minuten garen.

Den restlichen Wirz in ganz feine Streifchen schneiden und in etwas Butter oder Öl weich dünsten. Mit Kräutersalz und ein paar Tropfen Zitronensaft abschmecken.

Für die Sauce die restliche Bouillon mit dem Weisswein bis auf 100 ml einreduzieren, den Senf und den restlichen Rahm beifügen, und mit der Zitronenschale, ein paar Tropfen Zitronensaft sowie Salz und Pfeffer abschmecken. Die Sauce eventuell mit wenig Maisstärke binden.

Tip: Das Rezept sieht etwas aufwendig aus, lässt sich aber gut bis und mit Einwickeln der Pouletbrüstchen in die Wirzblätter vorbereiten.

Pouletbrüstchen im Wirzmantel

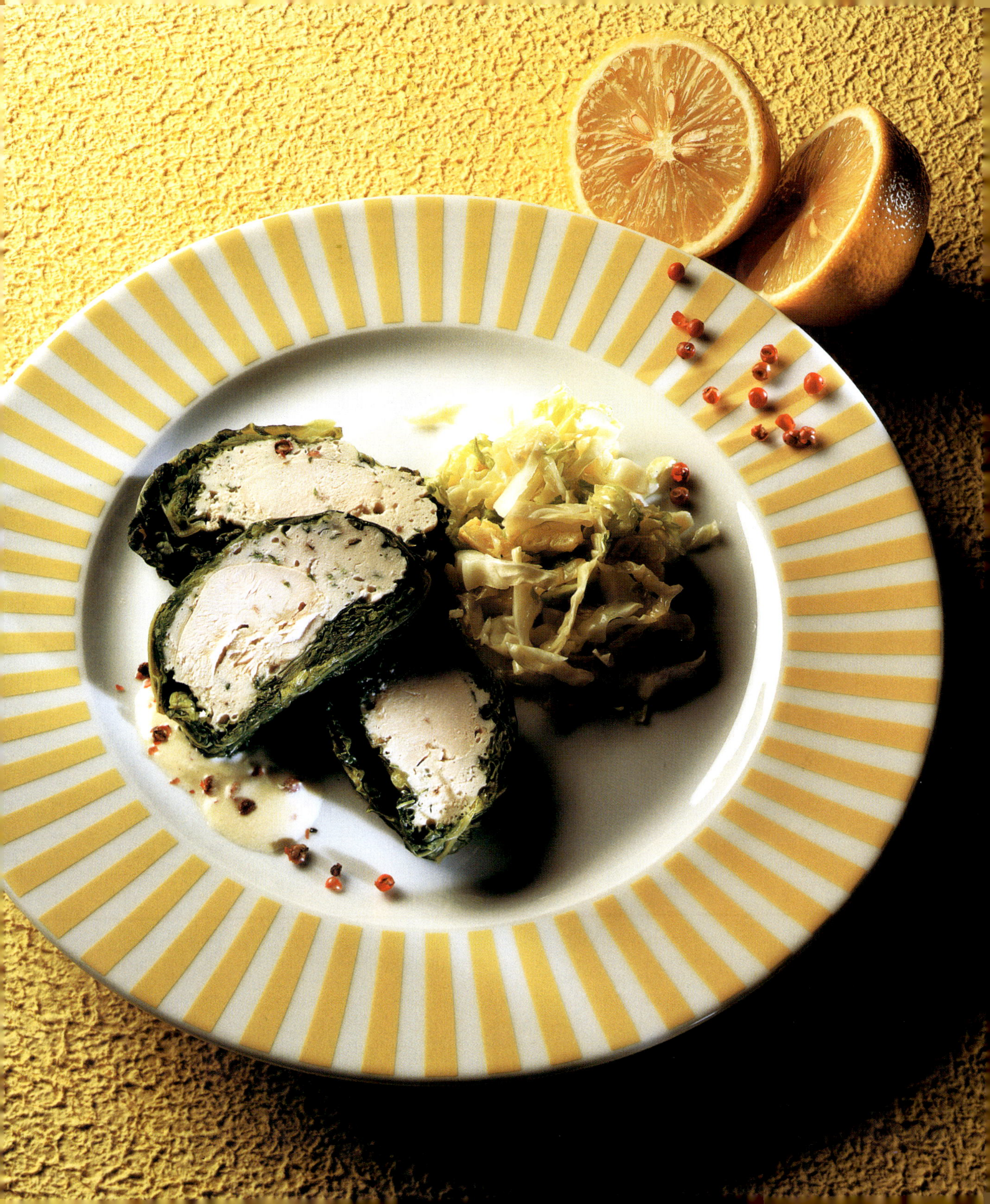

4. Woche: Sonntag

Eleganter Gäste-Brunch Ⓚ

- Rauchlachsröllchen mit Gemüsekaviar
- Gefüllte Gurkenscheiben
- Gefüllte Tomaten
- Artischockenherzen
- Quark mit Heidelbeeren
- Frische Feigen
- Maiskölbchen
- Tomaten-Crostini
- Kräutertofu
- Blätterteig-Gewürzstangen

Lachsröllchen mit Gemüsekaviar: Für die Füllung verschiedene Gemüse ganz klein würfeln und mit wenig Sauerrahm binden, mit Salz und Pfeffer würzen und in Lachsscheiben einrollen.

Gefüllte Gurkenscheiben: Quark (oder Sauerrahm) mit gehackten Kräutern und gehackten Sonnenblumenkernen vermischen, mit Salz und Pfeffer abschmecken und auf dicken Gurkenscheiben anrichten.

Gefüllte Tomaten: Karotten, Gurken, Selleriestangen in lange dünne Stengel schneiden und in die ausgehöhlten und mit Kräuterquark gefüllten (siehe gefüllte Gurkenscheiben) Tomaten stecken.

Artischockenherzen (aus dem Glas, eingelegt in Olivenöl).

Quark mit Heidelbeeren: Quark mit Akazienhonig und wenig Vanillepulver leicht verrühren und mit den Heidelbeeren zusammen servieren.

Maiskölbchen aus dem Glas

Tomaten-Crostini: Roggenbrot dünn schneiden, halbieren und in der Grillpfanne in wenig Olivenöl auf beiden Seiten braten. Mit Tomatenwürfelchen, gehacktem Knoblauch und gehacktem Majoran oder Basilikum bestreuen. Leicht salzen und pfeffern. Nach Belieben mit etwas Olivenöl beträufeln.

Kräutertofu aus dem Reformhaus in hübsche Formen schneiden, leicht salzen und pfeffern und in wenig Öl auf beiden Seiten kurz braten.

Blätterteig-Gewürzstangen: Vollkornblätterteig aus dem Reformhaus ausrollen, mit zerklopftem Eigelb bestreichen und streifenweise mit Sesam, Mohn und Kümmel bestreuen. Streifen ausschneiden, spiralförmig drehen und im Backofen 15–20 Minuten bei 180 Grad backen.

Tip: Statt Lachs evtl. geräucherte Forellen servieren. Dazu passt auch prima eine Guacamole (siehe Rezept Seite 46).

Trennkost-Tip: Als Dessert eignet sich Hefegebäck.

Eleganter Gäste-Brunch

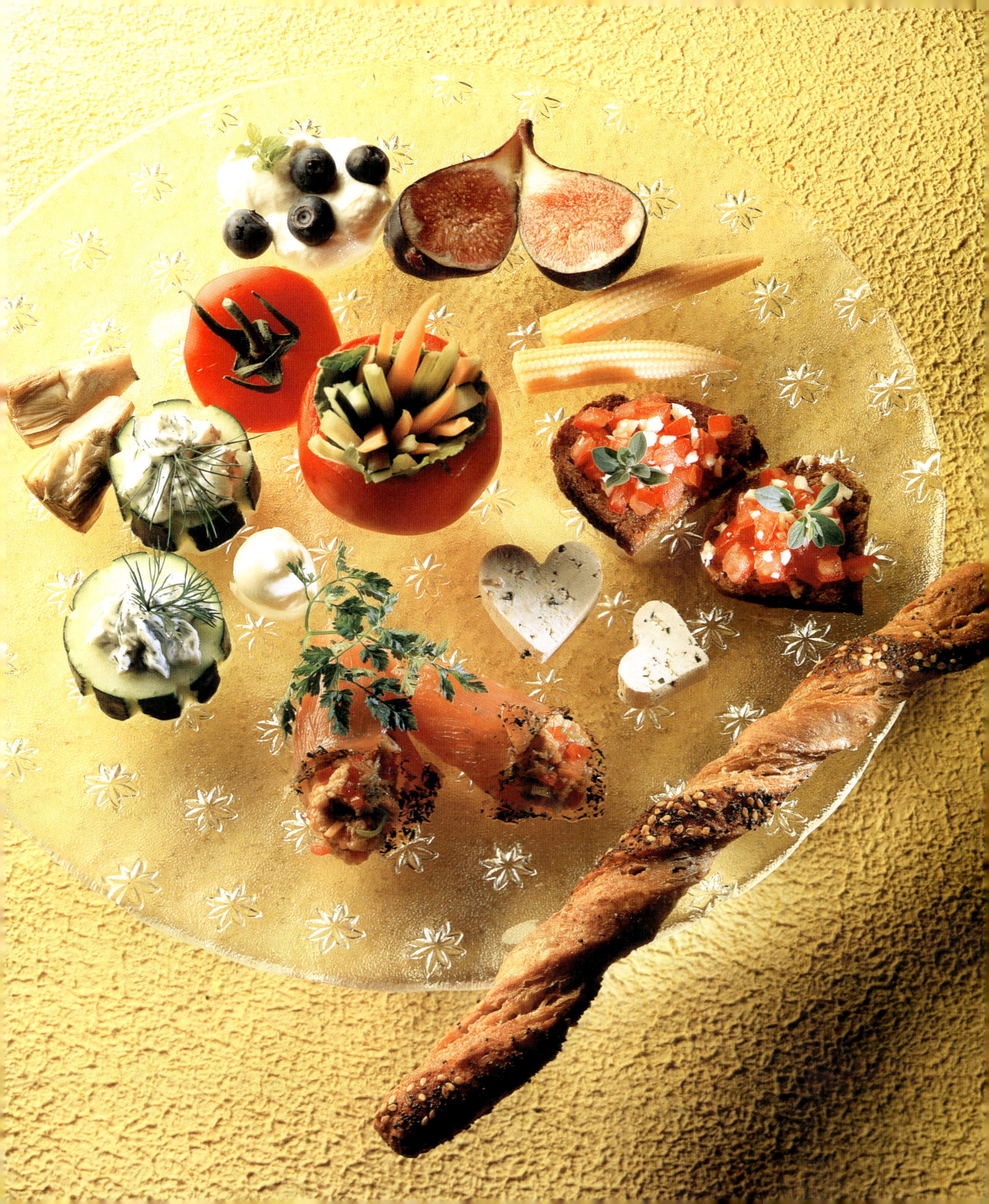

Kalte Gurkensuppe Ⓝ

1 Salatgurke, geschält
½ l Joghurt nature
1 EL Petersilie
1 EL Dill
Salz, Pfeffer
Dill oder Petersilie als Garnitur

Alle Zutaten im Mixer pürieren. Mindestens 10 Minuten stehen lassen und dann nachwürzen.

Mit kleinen Gurkenwürfelchen, gerösteten Brotwürfelchen, klein gehacktem Räucherlachs, klein gewürfeltem Fetakäse servieren.

Gemüse-Gratin mit Kartoffeln Ⓚ

750 g Gemüse, z.B. Karotten, Kefen (Zuckerschoten), Frühlingszwiebeln, in grosse dünne Scheiben geschnitten
500 g Kartoffeln, gewaschen und in dünne Scheiben geschnitten
Salz, Pfeffer, Muskatnuss
300 ml Sauerrahm
2 Eigelb
2 TL Maisstärke (Maizena)
2 EL geriebener Greyerzerkäse

Den Ofen auf 200 Grad vorheizen.

Eine Gratinform etwas ausbuttern und das Gemüse und die Kartoffeln lagenweise einfüllen. Salzen, leicht pfeffern und Muskatnuss darüberreiben.

Den Sauerrahm mit den Eigelben und der Maisstärke mixen, mit Salz und Pfeffer würzen und über das Gemüse giessen. Mit Alufolie bedecken und im vorgeheizten Backofen 30–45 Minuten backen.

Die Alufolie wegnehmen, den Käse darüberstreuen und nochmals 15 Minuten überbacken.

Tip: Statt mit Sauerrahm kann man den Guss natürlich auch mit einer leichten Béchamelsauce machen. Dazu werden 100 ml Rahm mit 200 ml Wasser und ca. 2 EL Vollkornmehl aufgekocht und gut abgeschmeckt.

Die Ernährung bei Gicht

Bei der Behandlung von Gicht gilt es nicht nur, purinhaltige Lebensmittel wegzulassen oder zu reduzieren, in erster Linie geht es darum:

- den Stoffwechsel durch eine vollwertige Ernährung zu aktivieren.
- Es ist wichtig, durch die Wahl der Lebensmittel die Harnsäurebildung möglichst niedrig zu halten, das heisst möglichst purinarme Lebensmittel zu konsumieren (siehe Liste rechts). Unter zusätzlichem Verzicht auf Innereien ist dieses Kriterium bei unserer Trennkost automatisch erfüllt.
- Möglichst wenig Alkohol trinken, da dieser die Harnsäureausscheidung hemmt.
- Viel Flüssigkeit trinken – dies regt die Nierentätigkeit an.
- Bewegung, die generell den Stoffwechsel anregt, vermindert die Ablagerung von Harnsäure in den Gelenken.

Wichtig: Bei Gichtkranken ist der Säure-Basen-Haushalt besonders wichtig. Es hat sich in der Praxis gezeigt, dass bereits das Einnehmen von Basenpulver Anfälle verhindern kann.

Puringehalt ausgewählter Lebensmittel

(angegeben als mg Harnsäure-Aequivalente pro 100 g des betreffenden Lebensmittels)

Milch, Milchprodukte, Käse	0
Ei	
1 Ei (Gesamtinhalt), ca. 50 g	1
1 Eigelb, ca. 20 g	1
1 Eiweiss, ca. 30 g	0
Tierische und pflanzliche Fette und Öle	0
Fisch	
Aal, geräuchert	115
Anchovis	360
Austern	90
Bückling	318
Forelle, geräuchert	295
Hecht	140
Heilbutt	294
Hering	280
-Filet	210
Hummer	175
Kabeljau	150
-Filet	109
Karpfen	150
Kaviar	144
Krabben	168
Krebs	60
Lachs	150
-geräuchert	242
Makrele, geräuchert	182
Miesmuscheln	370
Ölsardinen	560
Schellfischfilet	141
Schleie	80
Scholle	126
Seelachsfilet	152
Seezunge	127
Sprotten, geräuchert	711
Thunfisch in Öl	290
Zander	110
Fleisch	
Fleischextrakt	3500
Hackfleisch	127
Kalbfilet	190
Kalbfleisch, gebraten	193
Kaninchen	145
Knochenmark	100
Lammfleisch	146
Schweinsfilet	154
Schweinefleisch, gebraten	280
Rindsfilet	130
Rindfleisch, fett	110
Innereien	
Bries	1032
Herz, Schwein	510
Hirn	100
Niere, Kalb	240
Leber, Kalb	250
Zunge, Rind	160

Wild und Geflügel	
Fasan, Hase, Hirsch, Reh	150
Ente	153
Gans	240
Huhn	110
-gekocht	170
-Brust	175
-Keule	110
-Leber	243
Truthahn	150
Wurst- und Fleischwaren	
Blutwurst	90
Bratwurst	130
Frankfurter Würstchen	100
Jagdwurst, Krakauer	91
Leberkäse (Fleischkäse)	140
Leberpastete	125
Leberwurst	175
Mortadella	130
Schinken, gekocht	198
-roh, geräuchert	200
Speck	75
Wiener Würstchen	110
Getreide und Getreideprodukte	
Griess	55
Knäckebrot	60
Mischbrot	36
Nudeln	38
Reis	0
Sago, Stärke	0
Vollkornbrot	40
Weissbrot	15
Weizenmehl	20
Zwieback	29
Gemüse und Hülsenfrüchte	
Blumenkohl	40
Bohnen, grün	42
Bohnen, weiss	130
Broccoli	66
Endivien	20
Erbsen, grün	150
Erbsen, gelb, getrocknet	168
Feldsalat (Nüsslisalat)	45
Fenchel	15
Grünkohl	30
Gurken	8
Karotten	15
Kartoffeln	5
Kohl	20
Kohlrabi	30
Kopfsalat	10
Kürbis	0
Linsen	165
Mais	43
Porree (Lauch)	42
Radieschen, Rettich	10
Rhabarber	10
Rosenkohl, Rote Bete (Randen)	65

Rotkraut	40
Sauerkraut	12
Sellerie	30
Sojabohnen, trocken	380
Sojaweissmehl	390
Sojamehl, halbfett	380
Sojagulasch	165
Spargeln	30
Spinat	45
Tomaten	10
Wirsing (Wirz)	20
Zwiebeln	9
Pilze	
Champignon	60
Morcheln	30
Pfifferlinge	25
Steinpilze	78
Obst	
Ananas	0
Äpfel	2
Avocado, Aprikosen, Bananen	0
Birnen	2
Brombeeren	0
Datteln	15
Erdbeeren	12
Grapefruit, Heidel- u. Himbeeren	0
Johannisbeeren, Kirschen	0
Aprikosen	+
-getrocknet	10
Melonen, Orangen, Pfirsiche	0
Pflaumen, Preiselbeeren, Rosinen	0
Weintrauben	0
Süsswaren	
Bonbons, Zucker	0
Honig, Marmelade	0
Getränke	
Alkoholfreies Schankbier	12
Altbier	12
Bockbier, hell, untergärig	13
Diät-Vollbier	10
Doppelbock, dunkel	14
Export, hell	13
Kaffee, Kakao, Tee	0
Lagerbier (Vollbier), hell	13
Malzbier, Malztrunk	5
Pilsener Lagerbier	13
Sekt, Spirituosen, Wein	0
Weizenvollbier, hefefrei	8
Verschiedenes	
Bäckerhefe	618
Erdnüsse	100
Haselnüsse, Mandeln	30
Walnüsse	25

+ = in Spuren

Aus: Die grosse GU-Nährwerttabelle

Literaturverzeichnis

Airola, Dr. Paavo O.: There is a Cure for Arthritis, Parker Publishing Co. N.Y.

Blome, Dr. Götz: Bewährung in der Krankheit, Hermann Bauer Verlag

Bruker, Dr. med. M.O.: Rheuma – Ursache und Heilbehandlung, emu-Verlag

Dahlke, Dr. Rüdiger: Krankheit als Sprache der Seele, Bertelsmann

Dethlefsen, Thorwald: Krankheit als Weg, Goldmann

Diamond, J.: Der Körper lügt nicht, Verlag für Angewandte Kinesiologie

Diezi, Dr. Roland: Rheuma – Vorbeugen und Heilen aus ganzheitlicher Sicht, Midena Verlag

Dong, Dr. med. Collin H.: New Hope for the Arthritic, Ballantine Books

Förste R.: «Schmerz und Bewegung», in: Ars Medici 11/96, Seite 10–13

Geesing, Dr. med. Hermann: Enzyme – die beste Waffe des Körpers, Herbig Gesundheitsratgeber

Leibold, Gerhard: Enzyme – Vitalstoffe für die Gesundheit, Falken Verlag

Lützner, Dr. med. H. und Million, H.: Rheuma und Gicht: Selbstbehandlung durch Ernährung, Verlag Jungjohann

Reichel, H.S. et al.: Präventives Bewegungstraining, Gesundheits-Dialog Verlag, Oberhaching

Schneider, W., Spring, H., Tritschler, T.: Beweglichkeit: Theorie und Praxis, Thieme Verlag

Siegel, Dr. Bernie S.: Love and Peace – a healing medicine, Harper Prennial

Weck, Alain L. de und Sampson, Hugh A.: Intestinal Immunology and Food Allergy, Nestlé Nutrition Workshop Series, Vol. 34.

Wendt, Prof. Dr. med. Lothar: Gesund werden durch Abbau von Eiweissüberschüssen, Schnitzer Verlag

Praktische Rheuma-Seminare

Optimale Vorbeugung mit gezielter Ernährung
Das Institut für Ernährung und Ganzheit,
Hallwylstr. 26, 8004 Zürich Tel. 01/2412973
führt laufend Rheuma-Seminare sowie auch
öffentliche Vorträge zum Thema durch.

Seminarinhalt:

1. Was ist überhaupt Rheuma? Welche Krankheiten zählt man dazu? Welche Stoffwechselprozesse sind beim Rheumatiker gestört? Welches sind bereits Anzeichen solcher Störungen?
2. Wie reguliere ich meinen Säure-Basen-Haushalt? Welche Vitalstoffe brauche ich zusätzlich? Weitere unterstützende Massnahmen aus der Ganzheitsmedizin.
3. Wie kann man rheumatische Erkrankungen über die Ernährung beeinflussen? Wie sieht eine solche Ernährung in der Praxis im Alltag aus? Welche Zusätze an Vitalstoffen (Vitaminen und Mineralstoffen) sind evtl. notwendig, um einen gesunden Stoffwechsel zu unterstützen?
4. Rheuma und Psyche: eine ganzheitliche Betrachtung.

Rezeptverzeichnis

Weitere Bücher von Jacqueline Fessel und Margrit Sulzberger im AT Verlag

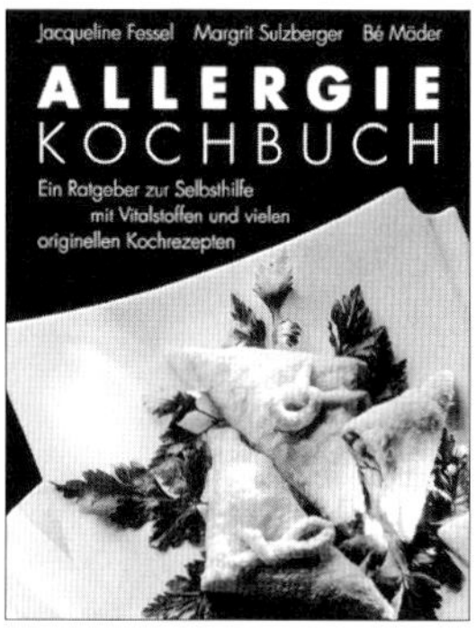

Allergie-Kochbuch
In Zusammenarbeit mit Bé Mäder
120 Seiten, 30 Farbfotos
In diesem neuartigen Gesundheitsratgeber und Kochbuch für Allergiker zeigen die Autorinnen, welche Ursachen Allergien haben, wie der Stoffwechsel funktioniert und wie bei Allergien die richtige Ernährung und die Behandlung mit Vitalstoffen hilft.

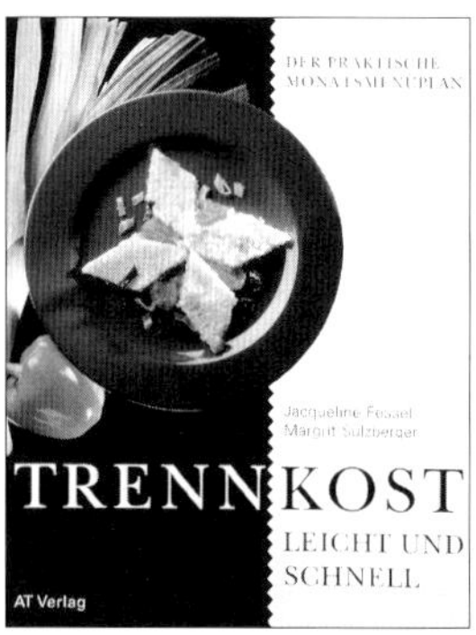

Trennkost, leicht und schnell
104 Seiten, 30 Farbfotos
Vegetarische Trennkost, einfach und schnell. Mit 92 Rezepten für den Alltag und feinen Gästemenüs im praktischen Monatsmenüplan. Der ideale Weg, um auf gesunde Art abzunehmen, Verdauungsbeschwerden und Blähungen abzuhelfen und damit Wohlbefinden und Vitalität zu erlangen.

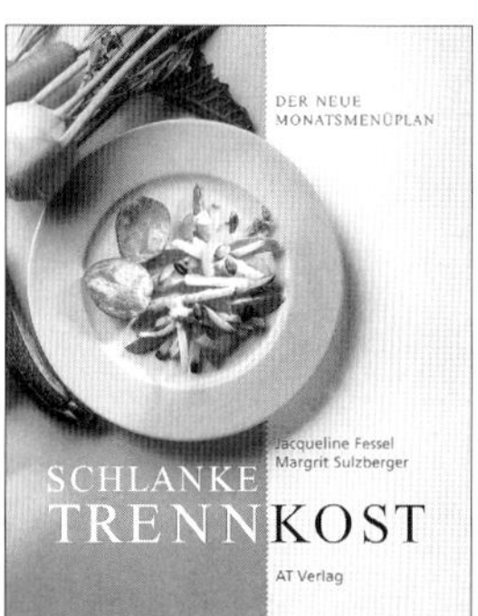

Schlanke Trennkost
108 Seiten, 40 Farbfotos
Die «Schlanke Trennkost» von J. Fessel und M. Sulzberger erlaubt, reichlich und abwechslungsreich zu essen und dabei trotzdem spielend leicht abzunehmen. Zusätzlich zur Trennung von Kohlehydraten und Eiweissen sind sämtliche Rezepte kalorienreduziert. Im praktischen Monatsmenüplan mit Kalorienangaben zu jedem Rezept.

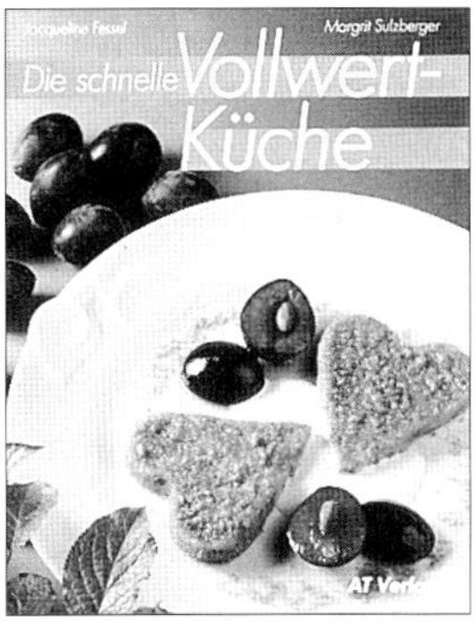

Die schnelle Vollwertküche
144 Seiten, 50 Farbfotos
Ein Klassiker der gesunden Küche mit einer Fülle von originellen vollwertigen Rezepten, jedes in 10 bis maximal 30 Minuten nachzukochen. Besonders praktisch sind die Mengenangaben für 4 Personen bzw. 1 Person.

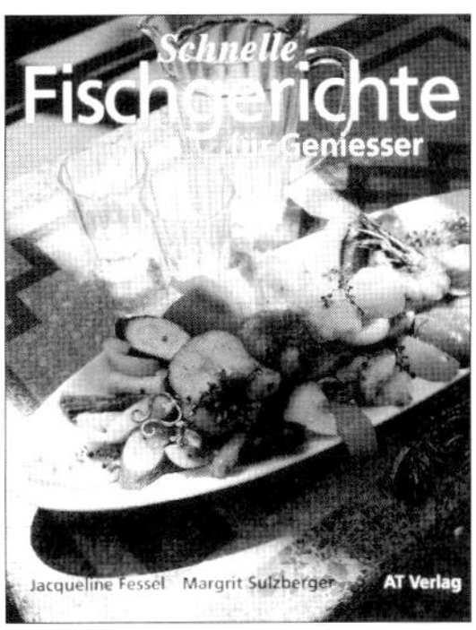

Schnelle Fischgerichte für Geniesser
108 Seiten, 24 Farbfotos
Raffinierte Fischgerichte, einfach und schnell – jedes in 15–30 Minuten zubereitet. Die Rezepte zeigen die ganze Vielfalt von delikaten, leichten Vorspeisen über exotisch inspirierte Suppen bis zu einer Fülle von phantasievollen Hauptgerichten.

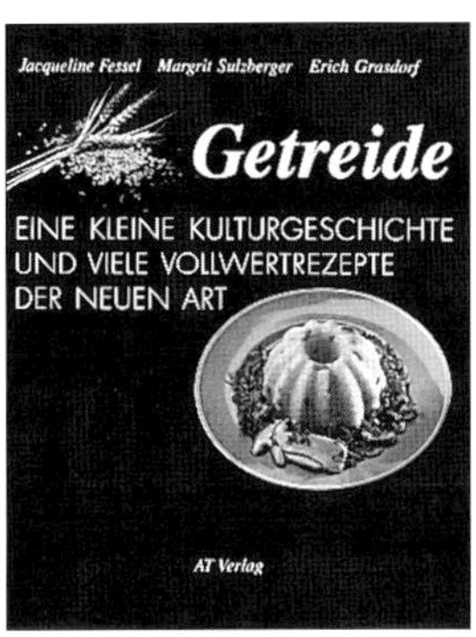

Getreide
120 Seiten, 50 Farbfotos
Attraktive, zeitgemässe Gerichte aus Getreide – delikat, raffiniert und alle leicht nachzukochen. Mit begleitenden Texten zu den verschiedenen Getreidesorten, vielen praktischen Informationen und stimmungsvollen Bildern.

Gesunde und abwechslungsreiche Küche mit Kochbüchern aus dem AT Verlag

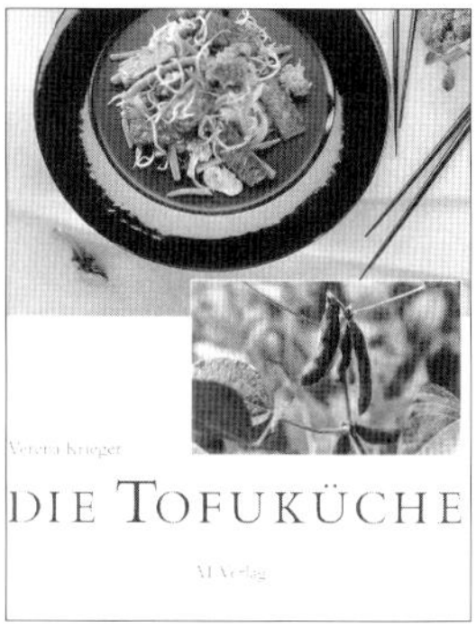

Verena Krieger
Die Tofuküche
96 Seiten, 24 Farb- und zahlreiche s/w-Fotos
Tofu bietet hochwertiges, rein pflanzliches Eiweiss. Er ist fettarm, kalorienarm, leicht verdaulich und gänzlich frei von Cholesterin. Dass er auch wohlschmeckend und äusserst vielseitig ist, zeigen die 90 Rezepte in diesem Buch.

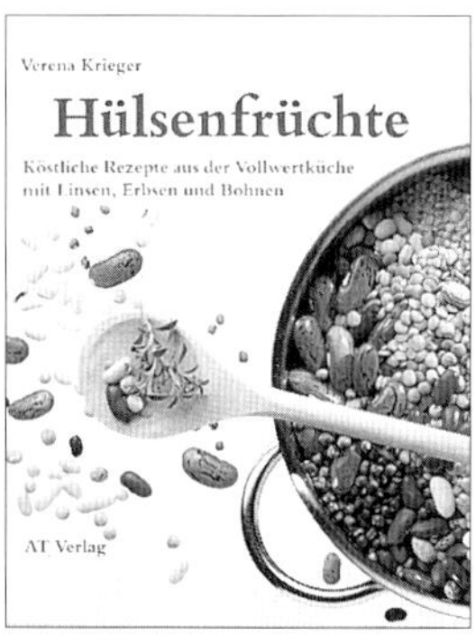

Verena Krieger
Hülsenfrüchte
88 Seiten, 25 Farbfotos
Hülsenfrüchte sind eine Entdeckung für moderne, gesundheitsbewusste Esser. Sie sind fett- und kalorienarm, aber reich an Ballaststoffen, Vitaminen und Mineralstoffen, und sie strotzen von wertvollem pflanzlichem Eiweiss. 100 Rezepte für natürliche, unverfälschte Genüsse mit Linsen, Erbsen und Bohnen.

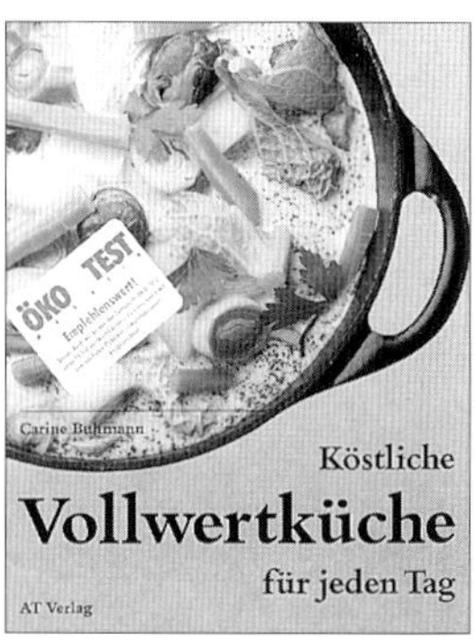

Carine Buhmann
Köstliche Vollwertküche für jeden Tag
132 Seiten, 35 Farbfotos
Unkompliziert, schnell und einfach sind die 100 Rezepte für den Alltag, die einen idealen Einstieg in eine gesunde, abwechslungsreiche Vollwertküche bieten. Von der Zeitschrift «Öko-Test» mit dem Prädikat «Empfehlenswert!» ausgezeichnet.

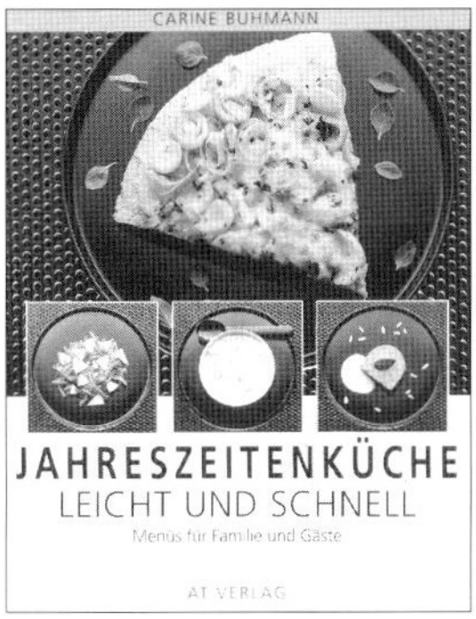

Carine Buhmann
Jahreszeitenküche leicht und schnell
96 Seiten, 80 Farbfotos
Köstliche Saisonmenüs aus der Vollwertküche, mit einfachen Rezepten für den Alltag und für Gäste. Praktische Einkaufslisten, Kochtips, Ernährungsempfehlungen und eine umfangreiche Saisontabelle der Früchte und Gemüse erleichtern die Planung.

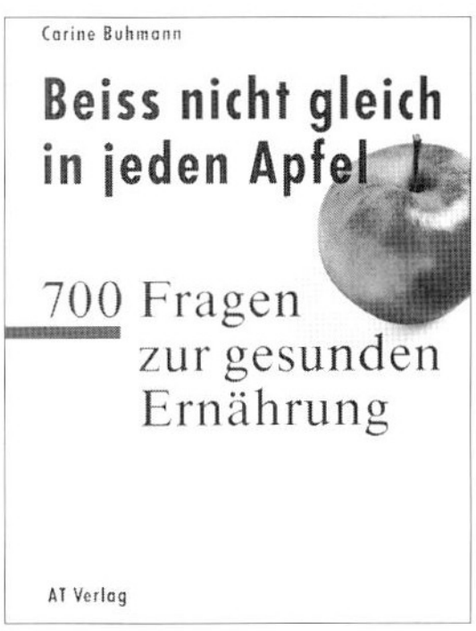

Carine Buhmann
Beiss nicht gleich in jeden Apfel
700 Fragen zur gesunden Ernährung
240 Seiten
Als praktischer Ernährungsratgeber und umfassendes Nachschlagewerk gibt dieses Buch kompetent und leicht verständlich Antwort auf die 700 am häufigsten gestellten Fragen zu Ernährung und Gesundheit. Dazu Informationen über Diäten, Ernährungsrichtungen, Stoffwechselerkrankungen und Ernährungsempfehlungen für Schwangere und Stillende, Säuglinge, Sportler und ältere Menschen.

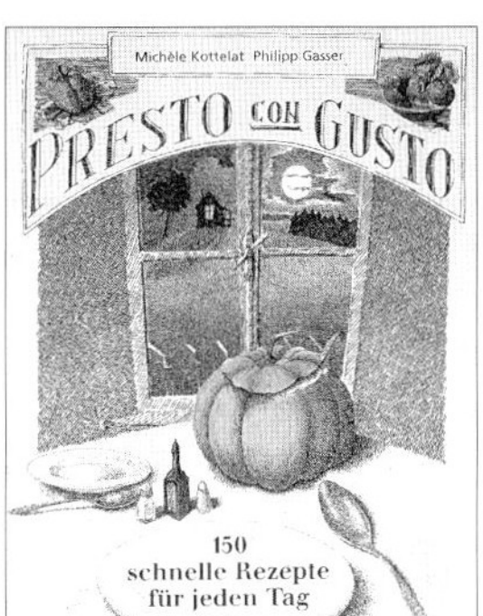

Michèle Kottelat/Philipp Gasser
Presto con Gusto
150 schnelle Rezepte für jeden Tag
104 Seiten, farbig und schwarzweiss illustriert
Wenig Zeit zum Kochen und doch eine abwechslungsreiche, gesunde und schmackhafte Küche? 150 Rezepte zeigen, wie aus einfachen, günstigen und überall erhältlichen Zutaten in höchstens 30 Minuten ein feines Essen auf dem Tisch steht. Eine besondere Note verleihen dem Buch die feinen, stimmungsvollen Federzeichnungen.